TRAVAIL DE LA CLINIQUE DES VOIES URINAIRES DE NECKER
ET DU LABORATOIRE DE M. LE PROFESSEUR GRANCHER

RECHERCHES BACTÉRIOLOGIQUES

SUR LES

SUPPURATIONS PÉRI-URÉTHRALES

PAR

Le Dr Jules COTTET

ANCIEN INTERNE LAURÉAT DES HÔPITAUX DE PARIS (PRIX CIVIALE, 1898)
MEMBRE DE L'ASSOCIATION FRANÇAISE D'UROLOGIE

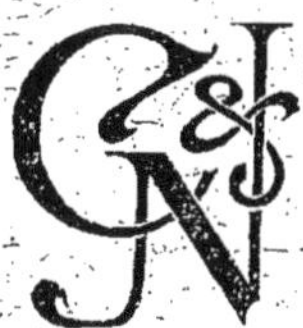

PARIS
GEORGES CARRÉ ET C. NAUD, ÉDITEURS
3, RUE RACINE, 3

1899

TRAVAIL DE LA CLINIQUE DES VOIES URINAIRES DE NECKER
ET DU LABORATOIRE DE M. LE PROFESSEUR GRANCHER

RECHERCHES BACTÉRIOLOGIQUES

SUR LES

SUPPURATIONS PÉRI-URÉTHRALES

PAR

Le Dr Jules COTTET
ANCIEN INTERNE LAURÉAT DES HOPITAUX DE PARIS (PRIX CIVIALE, 1898)
MEMBRE DE L'ASSOCIATION FRANÇAISE D'UROLOGIE

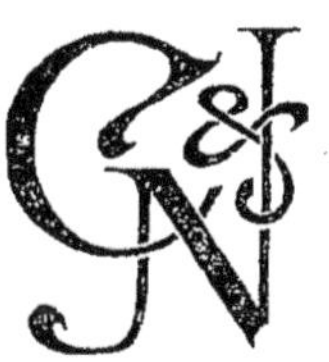

PARIS
GEORGES CARRÉ ET C. NAUD, ÉDITEURS
3, RUE RACINE, 3

1899

PUBLICATIONS ANTÉRIEURES

Exostoses ostéogéniques. *Bull. Soc. Anat.*, 1894.

Tuberculose ascendante du rein, en collaboration avec le Dr Albarran. *Bull. Soc. Anat.*, 1898.

Tuberculose primitive du rein, en collaboration avec le Dr Albarran. *Bull. Soc. Anat*, 1898.

Note sur le rôle des microbes anaérobies dans les infections urinaires, en collaboration avec le Dr Albarran. *Congrès d'Urologie*, 1898.

Prostatite suppurée à gonocoques. *Congrès d'Urologie*, 1898.

Calcul vésical avec prolongement dans une cellule vésicale. Enorme hypertrophie du lobe moyen de la prostate, en collaboration avec le Dr Hérescо. *Bull. Soc. Anat.*, 1898.

Traduction française du Traité du Pr Lorenz sur la luxation congénitale de la hanche.

C'est dans le beau service de notre cher maître, M. le Pr GUYON, que nous avons puisé les éléments cliniques de ce travail. Qu'il veuille bien recevoir l'hommage de notre profonde reconnaissance pour l'honneur qu'il nous a fait en nous accordant d'être son interne. Pendant l'année que nous venons de passer auprès de ce maître, nous avons appris quelles ressources inépuisables offre l'observation clinique, quand on la soumet aux règles d'une rigoureuse méthode scientifique. Mais, si les leçons de notre maître resteront à jamais gravées dans notre esprit, nous conserverons non moins précieusement le souvenir de la grande bonté, qu'il nous a toujours montrée et dont il nous donne aujourd'hui une nouvelle preuve, en acceptant de présider notre thèse.

Que M. le Dr ALBARRAN nous permette de lui dire qu'il a été pour nous, non seulement un maître, mais encore un ami. Nous ne savons quel sentiment l'emporte en nous : l'admiration pour son enseignement qui nous a ouvert tant d'aperçus nouveaux, ou la reconnaissance pour l'affection qu'il a bien voulu nous témoigner. Nous sommes heureux de le remercier ici de l'intérêt qu'il a porté à ce travail : les précieuses indications qu'il nous a fournies et les idées qu'il nous a suggérées nous ont été à cet égard d'un grand secours.

A notre cher maître, M. le Dr Rigal, dont nous avons été l'externe, mais dont nous regrettons que les circonstances ne nous aient pas permis d'être l'interne, nous sommes redevable du meilleur de notre éducation clinique. Tous ceux qui ont connu ce maître savent avec quelle élévation d'esprit il comprenait et faisait comprendre la médecine. Nous avons à cœur de lui dire ici quelle gratitude nous lui gardons pour les témoignages de bonté qu'il nous a donnés, et quel encouragement nous trouvons dans l'amitié qu'il veut bien nous porter.

Nous conserverons toujours un précieux souvenir des deux années, que nous avons passées auprès de notre cher maître, M. le Dr Ch. Monod, dont nous avons été successivement l'externe et l'interne. Nous avons pu ainsi apprécier sa haute compétence et sa grande bonté, que connaissent si bien tous ceux qui l'ont approché.

A M. le Dr Périer, dont nous avons eu l'honneur d'être l'interne, nous exprimons notre profonde gratitude pour l'enseignement, empreint de tant de bienveillance, que nous avons trouvé auprès de cet excellent maître.

Jamais nous n'oublierons l'accueil que nous a fait notre maître, M. le Dr Brun, au début de notre internat. Dans son service de l'hôpital des Enfants-Malades, il nous a initié à la pathologie et à la chirurgie infantiles, avec une bonté dont nous lui serons toujours reconnaissant.

Que nos autres maîtres, dans les hôpitaux, MM. les Drs Rochard, Walther, Arrou et Mauclaire, veuillent bien être assurés de toute notre gratitude.

Nous adressons nos remerciements à M. le Dr Roux, pour l'enseignement qu'il nous a donné à l'Institut Pasteur.

Enfin nous remercions respectueusement M. le Pr Grancher, qui nous a fait la grande faveur de nous admettre dans son beau laboratoire de l'hôpital des Enfants-Malades.

C'est dans ce laboratoire que nous avons poursuivi les recherches bactériologiques de ce travail sous la direction affectueuse de notre cher ami le Dr Veillon. Nous avons eu la rare fortune de trouver dans cet ami dévoué un maître, dont nous craindrions de blesser la modestie, en disant tout le bien que nous pensons de lui.

INTRODUCTION

Il suffit de parcourir l'histoire de cette catégorie de suppurations péri-uréthrales, qui comprend les infiltrations d'urine et les abcès urineux, pour se rendre compte de combien d'obscurités leur pathogénie est restée entourée. Cela n'a point lieu de surprendre, quand on songe à la complexité des conditions, dans lesquelles ces suppurations se produisent, et à la physionomie si spéciale que présente leur évolution.

Ces accidents sont en rapport avec des lésions chroniques de l'urèthre. Il était donc naturel qu'on cherchât, avant l'ère bactériologique, à les expliquer par des considérations d'ordre purement mécanique et anatomique. Le nom même d'infiltration d'urine, donné à leur forme la plus grave, témoigne de la conception simpliste, que les anciens auteurs s'étaient faite de leur pathogénie.

Les théories microbiennes vinrent modifier les idées sur ce point de la pathologie urinaire, en y introduisant la notion nouvelle de l'infection. On comprit que les lésions de l'urèthre ne font que créer des conditions favorables au développement des micro-organismes, véritables agents de la suppuration. C'est ainsi que les remarquables travaux de MM. Albarran et Hallé ont bien mis en lumière le rôle du coli-bacille, seul ou associé à d'autres microbes pyogènes, tels que le streptocoque et le staphylocoque.

Et pourtant, malgré ce grand pas en avant, la question

est loin d'être élucidée. Comment, en effet, ne pas être frappé des caractères si particuliers, qui distinguent ces processus, de la fétidité de leur pus, de la facilité avec laquelle ils sphacèlent les tissus et déterminent de la gangrène gazeuse ? Il pouvait sembler étonnant, à priori, que des microbes pyogènes, en somme banaux, fussent capables de provoquer de pareils accidents. D'autre part, quand on examine sur lamelles le pus de ces suppurations, on est surpris de la richesse et de la variété des formes microbiennes qu'on y trouve, alors que les cultures ne permettent de déceler qu'une partie de ces formes, ou même restent complètement stériles.

Des faits du même ordre, observés dans les suppurations fétides en général, ont depuis longtemps attiré l'attention de notre cher et excellent ami, le Dr A. Veillon. Ils sont devenus le point de départ des beaux travaux de cet auteur sur le rôle pathogène des microbes strictement anaérobies, si singulièrement négligés jusqu'ici.

C'est lui qui nous a engagé à entreprendre des recherches du même ordre dans les infections urinaires. En nous associant à ses travaux, il nous a donné une marque d'affection, dont nous sommes profondément touché.

Nous ne nous dissimulons pas que ce travail présente forcément de grandes lacunes. En nous engageant dans une voie aussi nouvelle et aussi hérissée de difficultés techniques, nous ne pouvions avoir la prétention de faire quoi que ce soit de définitif. Nous nous sommes simplement contenté de réunir un certain nombre de faits, qui, à notre avis, permettent de mieux interpréter certaines particularités des affections que nous avons étudiées.

HISTORIQUE

L'histoire des suppurations péri-uréthrales présente deux phases bien distinctes : l'une est antérieure à l'avènement des théories microbiennes et l'autre est marquée surtout par des recherches bactériologiques.

C'est vers la fin du XVIIIe siècle que parurent les premiers travaux importants. Hunter, en Angleterre, J.-L. Petit, Desault, Chopart, en France, s'occupèrent d'étudier les types cliniques et le mécanisme de ces affections. Après eux, Ricord, Civiale, Ducamp, Perrève, Bell et surtout Voillemier s'efforcèrent aussi d'en établir la formule pathogénique.

Nous devons passer en revue les théories, émises par ces auteurs. Elles n'ont pas seulement un intérêt historique, mais elles ont encore établi certains points, que les recherches bactériologiques contemporaines n'ont fait qu'éclairer d'un jour nouveau.

La question principale, qui a divisé les esprits, est celle de la part que prend l'urine dans la formation des collections péri-uréthrales. En d'autres termes, les auteurs se sont demandé si la perforation de l'urèthre et l'épanchement de l'urine hors des voies naturelles est la condition nécessaire de l'infiltration d'urine et des abcès urineux ?

Nous savons quelle faveur a eue et possède encore la théorie de l'éclatement de l'urèthre. Il n'est donc pas sans intérêt de remarquer que Hunter (1), le premier auteur qui se soit sérieusement occupé de ces affections, admet la possibilité des abcès péri-uréthraux en dehors de toute pénétration de l'urine. Pour le chirurgien anglais, en effet, les lésions d'uréthrite et de péri-uréthrite chroniques jouent un rôle capital. Il fait même remarquer que, dans la rétention d'urine, un des premiers effets de la distension vésicale est la suppression « du stimulus de plénitude et la paralysie de la vessie ». Il ne saurait dans ces conditions se produire un éclatement de l'urèthre distendu en amont d'un rétrécissement, puisque en réalité la poussée vésicale est nulle.

C'est donc dans les lésions de l'urèthre qu'il faut chercher l'explication des suppurations péri-uréthrales. D'après Hunter, ces lésions uréthrales consistent surtout en *une ulcération*, qui se forme en amont du point rétréci et dans son voisinage. Ce n'est pas qu'il ne puisse exister des communications entre le foyer péri-uréthral et l'urèthre, mais ces communications sont secondaires et se forment soit de dedans en dehors par les progrès de l'ulcération initiale, soit de dehors en dedans lorsque la collection se vide dans l'urèthre. « L'ulcération commence dans un endroit très rapproché du rétrécissement, lors même que celui-ci est situé à une grande distance de la vessie. Aussi doit-on supposer qu'indépendamment de la distension de l'urèthre par l'urine, il existe *quelque autre cause* qui fait que l'ulcération s'établit dans un point déterminé; cette cause est probablement le voisinage du rétrécissement et on peut l'appeler une sympathie de con-

(1) Hunter. Œuvres complètes. Traduction Richelot.

tiguïté. Souvent le rétrécissement est compris dans l'ulcération. » Et plus loin il ajoute : « Cette ulcération n'est pas l'effet d'une inflammation précédente : cependant on doit admettre que l'urine produit ici la disposition ulcérative comme le pus à la surface d'un abcès, bien qu'elle ne la fasse pas naître avec autant de facilité. »

Quand on se reporte à l'époque où ces lignes ont été écrites, on ne peut s'empêcher d'admirer l'intuition du savant chirurgien, il soupçonnait déjà l'intervention de quelque cause inconnue : c'était l'infection, dont la notion faisait alors complètement défaut.

Après Hunter, Desault(1) et Chopart(2), dans leurs Traités des maladies des voies urinaires, s'occupent plus du siège que du mécanisme de l'infiltration d'urine. La distension de l'urèthre en amont du rétrécissement et la tension vésicale leur semblent des conditions suffisantes pour expliquer les accidents et ils n'approfondissent pas la question.

Perrève(3) fait, en 1847, une remarque intéressante sur le processus gangréneux de l'urèthre, qui rendrait possible, selon lui, l'épanchement de l'urine dans la loge périnéale. « Il arrive parfois que l'inflammation derrière le point rétréci de l'urèthre s'exaspère au point de frapper de

---

(1) Desault. Œuvres chirurgicales, t. III. Traité des maladies des voies urinaires.

(2) Chopart. Des maladies des voies urinaires.

(3) Perrève. Fistules uréthrales causées par l'inflammation du tissu cellulaire contigu à l'urèthre. — Traité des rétrécissements organiques de l'urèthre, Paris, 1847.

gangrène la partie qui en est le siège ; alors il se produit une crevase de l'urèthre et, au premier besoin d'uriner, il survient une infiltration d'urine. » Pour cet auteur donc, l'urèthre se rompt sous la poussée vésicale, non pas uniquement à cause de cette poussée, mais encore et surtout à cause des lésions inflammatoires et gangréneuses dont il est atteint.

Ducamp (1) ne voit lui aussi dans les suppurations péri-uréthrales qu'une extension du processus inflammatoire uréthral. Il admet non seulement que primitivement l'abcès peut se former sans perforation de l'urèthre et sans mélange d'urine, mais encore qu'il peut évoluer en s'ouvrant à la peau sans présenter aucune communication secondaire avec l'urèthre. Philipps (2) a également fait cette remarque que des abcès péri-uréthraux peuvent se produire, sans effraction de l'urèthre, par la simple extension d'un processus inflammatoire de l'urèthre et se transformer sans cause appréciable en accidents dits d'infiltration d'urine.

Il était important de rappeler ces idées bien différentes de celles que soutinrent plus tard, avec tant d'éclat, Civiale et Voillemier. Pour ces auteurs, les accidents péri-uréthraux sont dus à la pénétration plus ou moins abondante de l'urine dans le périnée par une ouverture plus ou moins large de l'urèthre, au niveau de la poche retro-stricturale. Tandis que leurs prédécesseurs attribuaient les perforations de l'urèthre surtout à des lésions ulcératives, Civiale et Voillemier l'expliquent par des

---

(1) Ducamp. Affection des voies urinaires, Paris, 1825

(2) Philipps. Traité des maladies des voies urinaires, 1860.

considérations d'ordre mécanique, et en font la condition *sine qua non* des accidents. Voici comment les choses se passent d'après Voillemier : « Dès qu'un rétrécissement est arrivé à un certain degré, les urines, ne pouvant sortir librement, tendent à dilater l'urèthre en arrière de l'obstacle qu'elles rencontrent. Plus le rétrécissement devient étroit, plus cette dilatation du canal augmente. Après chaque miction, une petite quantité d'urine s'arrête dans cette poche ; elle y séjourne et s'y altère ; sa présence ne tarde pas à en enflammer les parois, qui deviennent plus friables et moins résistantes. Si, dans cet état de choses, le malade, dont la dysurie est chaque jour plus grande, se livre à des contractions violentes pour débarrasser sa vessie, le flot des urines, faisant effort contre les parois de l'urèthre, finit par les déchirer en arrière du rétrécissement. On comprend alors que l'urine s'épanche en grande quantité et qu'elle s'infiltre plus ou moins loin dans l'épaisseur des tissus, car elle n'est retenue par aucun obstacle. *Encore faut-il qu'elle ait produit une déchirure du canal assez considérable.* Autrement elle filtre peu à peu dans le tissu cellulaire ; malgré ses propriétés éminemment toxiques, elle détermine au-devant d'elle une inflammation adhésive, qui limite son progrès et il se forme un abcès urineux et non une véritable infiltration ».

N'accordant plus comme ses prédécesseurs une part capitale aux lésions de l'urèthre évoluant pour leur compte, Voillemier attribue donc les accidents péri-uréthraux à l'action purement mécanique de la poussée vésicale luttant contre un rétrécissement de plus en plus serré, et, pour lui, entre l'infiltration d'urine et l'abcès urineux il n'y a qu'une différence de degré dans la déchirure de l'urèthre et dans la quantité d'urine épanchée.

Civiale s'était fait aussi le défenseur de la théorie de l'épanchement de l'urine par une perforation de l'urèthre. Mais, pour lui, la pression qui détermine l'éclatement uréthral est due à la contraction des muscles abdominaux plus qu'à la contraction de la vessie, frappée d'atonie par la distension. Cependant cet auteur fait des réserves et reconnaît l'existence d'abcès urineux sans perforation uréthrale. « Ces abcès, écrit-il, paraissent avoir lieu de deux manières, soit que l'urine transsude à travers les parois uréthrales, quoiqu'il n'existe aucune solution de continuité appréciable et que le canal présente seulement les traces d'un travail inflammatoire, soit qu'une irritation prolongée de la membrane muqueuse uréthrale et des tissus qu'elle recouvre se propage au loin, par voie de continuité ou par voie de sympathie. »

La théorie mécanique est séduisante par sa simplicité même. Aussi eut-elle un grand succès et, sous l'autorité de ses illustres promoteurs, elle n'a cessé de régner jusqu'à nos jours.

Pourtant si séduisante qu'elle soit, elle est passible de graves objections. L'urine seule, mise en contact avec les tissus, est-elle vraiment capable de déterminer les phénomènes de sphacèle, de gangrène gazeuse à extension rapide, que nous observons dans les infiltrations d'urine ? Retrouvons-nous toujours cliniquement, dans l'histoire des malades, cette phase de rétention vésicale, qui est, d'après Voillemier, la condition essentielle de la perforation de l'urèthre ? Enfin y a-t-il constamment dans les infiltrations d'urine un rétrécissement assez serré pour expliquer cette tension vésicale, qui chasse l'urine hors des voies naturelles ?

Telles sont les questions qui se posent, quand on veut se rendre compte si la théorie mécanique répond vraiment à la réalité des faits.

Bien loin d'être ce liquide que Velpeau regardait comme « le plus dangereux de l'économie, capable de produire les ravages les plus affreux, quand il est sorti de ses canaux naturels », l'urine normale peut impunément baigner les plaies et pénétrer dans les tissus. C'est là un fait qui est établi par la clinique et l'expérimentation. — La clinique ne nous apprend-elle pas, en effet, que, dans les traumatismes de l'urèthre, les lésions de ce canal peuvent évoluer et se réparer sans accidents, à condition que l'urine ne soit pas infectée ? — L'innocuité de l'urine normale est également démontrée par l'expérimentation. C'est à G. Simon (1) que revient le mérite d'avoir le premier étudié expérimentalement l'action de l'urine sur les tissus vivants. Il opéra comparativement avec de l'urine acide et de l'urine ammoniacale. En injectant ces liquides dans les tissus, il constata que l'urine acide se résorbe avec la plus grande facilité et ne provoque aucune réaction. L'urine ammoniacale, c'est-à-dire l'urine infectée, détermine, au contraire, même injectée en petite quantité,

(1) G. Simon. Ueber die Einwirkung des Urins und Speichels auf die nacken, d. i. nicht mit Epithel bekleideten Gewebe. *Deutsche Klinik.*, 1869, nº 15.

une destruction progressive des tissus avec gangrène de la peau.

Ces recherches furent reprises et confirmées plus tard par Menzels (1). Cet auteur réussit à déterminer expérimentalement chez le chien une infiltration d'urine, qui était vraiment une infiltration d'urine dans toute la force du mot. Voici en résumé son expérience : au moyen d'un ténotome de Dieffenbach, il fit sur un chien une section sous-cutanée de l'urèthre, en avant de l'arcade pubienne ; puis il lia la verge au niveau de la couronne du gland. Les choses se passèrent de la façon suivante : le premier jour, il se produisit un œdème considérable du périnée et du scrotum. Au bout de 3 jours, le gland était devenu complètement noir par constriction et l'œdème avait gagné la face interne de la cuisse gauche. Le 4e jour, cet œdème s'étendit jusqu'au genou. Le 8e jour, il se produisit au niveau du périnée une petite solution de continuité des téguments, par où la pression fit sourdre quelques gouttes d'une urine claire, dont la réaction était restée acide. Puis l'œdème commença à diminuer. Rien n'indiquait que l'animal fût gravement malade. Le 9e jour, le gland gangréné tomba et, par la plaie pénienne, on vit s'écouler de l'urine claire. Le 13e jour, l'œdème avait complètement disparu et le chien était guéri. Voilà donc une infiltration d'urine, qui a duré plus de 10 jours et avait envahi le scrotum, le périnée et les cuisses, sans que cependant il se produisît trace de gangrène.

Ce n'est donc pas la présence de l'urine dans les tissus,

(1) Menzels. Ueber die Einwirkung des Urins auf das Zellgewbe. *Wiener med. Wochensch.*, 1879, n° 81-85.

qui caractérise les accidents dits « infiltration d'urine et abcès urineux. » Ce n'est pas non plus, par conséquent, la quantité plus ou moins grande d'urine, épanchée par une perforation plus ou moins large de l'urèthre, qui fait la différence entre l'infiltration d'urine et l'abcès urineux.

Si, au lieu de tenir compte de la quantité de l'urine infiltrée, on considère sa qualité, on ne fait que circonscrire le problème sans le résoudre. Car il reste encore à déterminer dans quelles conditions l'urine devient capable de faire suppurer les tissus et de produire de la gangrène. Mais les faits précédents n'en démontrent pas moins que l'urine est par elle-même sans action sur les tissus vivants (1).

Y a-t-il réellement de l'urine dans les tissus envahis par l'infection? Notre maître, M. Albarran a fait à ce sujet des recherches restées inédites, mais dont il nous a autorisé à communiquer le résultat. Il a recueilli le liquide, qui s'écoule, lorsqu'on incise une infiltration d'urine, et, soumettant ce liquide à l'analyse chimique, il a constaté qu'il ne présente pas les caractères de l'urine, mais qu'il est absolument comparable à la sérosité qu'on rencontre dans un phlegmon diffus. Tout au plus y a-t-il réellement accumulation d'une petite quantité d'urine, au centre même du foyer péri-uréthral. Mais ce n'est certainement pas ce liquide qui se répand à distance pour produire ces gangrènes gazeuses, dont l'extension rapide est un caractère remarquable de ces affections.

---

(1) Dr Lipowski Pathologie und Therapie der Harnabscesse. *Arch. von Langenbeck*, vol. 52-53.

Si, maintenant, nous nous plaçons au point de vue clinique, nous pouvons dire que dans bien des cas les faits observés contredisent la formule pathogénique de Voillemier. Si, dans quelques cas, les accidents ont débuté par une phase de rétention, combien de fois cette rétention ne fait-elle pas défaut dans les observations. Il s'agit alors de malades qui depuis quelque temps présentent les signes fonctionnels d'un rétrécissement, mais qui n'accusent pas de rétention d'urine au début des accidents péri-uréthraux. Dans quelques cas même — et nous avons précisément eu l'occasion d'observer et d'étudier un cas de cet ordre, — les symptômes de dysurie manquent tout à fait et l'infiltration d'urine constitue le premier symptôme morbide qui ait attiré l'attention du malade.

Et de fait, combien de fois n'est-on pas étonné de constater, en explorant l'urèthre, que celui-ci est à peine rétréci et qu'il n'y a pas de rétrécissement assez serré pour constituer un obstacle mécanique au cours de l'urine. Les auteurs ont tous été frappés de l'apparition d'accidents péri-uréthraux chez des malades dont l'urèthre avait un calibre presque normal. Notre maître, M. le Pr Guyon, a bien mis en lumière ces faits d'infiltration d'urine avec rétrécissement large, dont Albarran, Pousson et Vigneron ont publié d'intéressantes observations. En parcourant nos observations, on se rendra compte également que beaucoup de nos malades ne présentaient que des rétrécissements très peu serrés.

Cependant, dans quelques cas, on peut observer de la rétention d'urine au début des accidents péri-uréthraux. Est-ce à dire que, dans ces cas, il y ait réellement accumulation d'urine sous pression dans la poche rétro-stricturale? Ne peut-on pas admettre au contraire que la rétention vésicale est consécutive aux phénomènes inflammatoires, qui commencent à envahir les tissus péri-uréthraux? Nous savons en effet que la rétention d'urine, si fréquente dans l'histoire des rétrécis, est bien plus la conséquence d'un spasme de l'urèthre membraneux que de l'obstacle opposé par le rétrécissement lui-même au cours de l'urine. C'est un fait qui est souvent mis en lumière par l'exploration uréthrale d'un rétréci en rétention et aussi par la cessation spontanée de la rétention sous la simple influence calmante du repos ou d'un bain.

Ce qui se passe dans les ruptures traumatiques de l'urèthre montre qu'il peut y avoir rétention d'urine et solution de continuité du canal, sans qu'il y ait d'urine épanchée dans le périnée. En effet, lorsqu'on pratique l'uréthrotomie externe peu après une rupture traumatique de l'urèthre, on trouve le périnée rempli de caillots : il y a un véritable hématome péri-uréthral, mais il n'y a pas d'urine épanchée. Ce n'est que plus tard que l'urine peut venir infecter cette collection sanguine ; mais ordinairement, au moins chez les malades dont l'urèthre était sain avant le traumatisme, cette infection ne détermine pas les phénomènes locaux et généraux si redoutables, qui caractérisent les infiltrations d'urine. Et, comme le fait remarquer le Pr Guyon, si dans ces traumatismes l'urine ne s'épanche pas d'emblée dans le périnée, c'est parce que le bout postérieur de l'urèthre peut être devenu imperméable par recroquevillement de ses parois, mais c'est aussi et surtout parce que la rupture se trouve en avant de la région membraneuse, vrai sphincter uréthral dont la contracture explique la rétention vésicale, mais empêche l'urine de s'échapper par la solution de continuité du canal.

Nous ne pouvons faire ici que des hypothèses. Mais les faits précédents indiquent néanmoins qu'il peut y avoir rétention vésicale, efforts de miction, solution de continuité de l'urèthre, sans que cependant le malade, au moins pendant un certain temps, « pisse dans son périnée ».

D'ailleurs il existe des faits d'infiltration d'urine avec perforation gangréneuse de l'urèthre, qui sont en complet désaccord avec l'hypothèse d'un éclatement de l'urèthre sous la poussée vésicale. Nous voulons parler des cas, rares, il est vrai, où la perforation siège en avant du rétrécissement, là où la distension de l'urèthre n'est pas possible. Nous en retrouvons une remarquable observation dans le mémoire très complet de notre collègue M. le Dr Escat (1). Il s'agit d'un malade, observé par nos collègues Escat et Junien-Lavillauroy, qui succomba avec tous les signes d'une infiltration d'urine. L'antopsie montra nettement « une perforation gangréneuse siégeant en avant du rétrécissement, au point où la poussée vésicale devait le moins s'exercer ; la région rétro-stricturale n'était pas dilatée et ne présentait aucune des lésions cloniques que l'on pourrait y trouver. »

Enfin ne trouvons-nous pas au voisinage de l'urèthre des processus gangréneux, qui semblent complètement indépendants de lésions uréthrales et où l'inter-

(1) J. Escat (de Marseille). Infiltration d'urine et péri-uréthrite, *Ann. gén. ur.*, 1898.

vention de l'urine ne saurait être mise en cause? Nous voulons parler de ces « gangrènes du fourreau de la verge et du scrotum, pour lesquelles l'infiltration ne joue aucun rôle et qui sont dues à l'inoculation des micro-organismes, contenus dans l'urine, » comme l'ont récemment établi nos maîtres, MM. Guyon et Albarran dans leur communication au Congrès de chirurgie en 1891. Cette gangrène soi-disant spontanée est très voisine de l'infiltration d'urine : l'une et l'autre frappent de sphacèle les mêmes parties anatomiques. Pourquoi donc leur attribuerait-on deux processus pathogéniques essentiellement différents? Pourquoi, dans un cas, le sphacèle serait-il provoqué par l'action de l'urine et, dans l'autre cas, par l'action des micro-organismes? Combien il est plus logique et plus conforme aux lois de la pathologie générale de rapporter ces deux processus si voisins à la même cause, à l'intervention des microbes de l'urine, dont la migration peut tantôt passer inaperçue, tantôt être attestée par les lésions destructives de l'urèthre, qui leur servent de porte d'entrée.

Nous avons insisté sur ces considérations pour montrer que la théorie de Voillemier est loin de rendre compte des faits, qu'on observe dans l'infiltration d'urine et les abcès urineux. Car ce que nous avons dit de la première s'applique également aux seconds, infiltration d'urine et abcès urineux n'étant que deux degrés d'un même processus infectieux, dont l'urèthre est le point de départ.

Au reste cette théorie ne pouvait pas ne pas être insuffisante, car elle avait été édifiée à une époque où la notion de l'infection faisait défaut.

L'infiltration d'urine et les abcès urineux obéissent, en effet, à la loi générale de l'infection et leur cause véritable est l'action des microbes pathogènes. Cependant il ne faudrait pas, tombant dans un excès contraire, méconnaître les conditions mécaniques, créées par les lésions de l'urèthre rétréci.

Ces lésions existent à des degrés divers; elles modifient plus ou moins profondément les conditions dans lesquelles se fait l'écoulement de l'urine, et, si ces modifications ne jouent pas le premier rôle dans la genèse des accidents, tout au moins préparent-elles le terrain à l'éclosion des phénomènes infectieux.

Il existe toujours derrière le rétrécissement des lésions d'uréthrite chronique, comme l'ont montré les remarquables recherches de MM. Wassermann et Hallé. A ce niveau, la stagnation de quelques gouttes d'urine altérée favorise la pullulation des germes, dont la tension de l'urine, déterminée par la miction dans un canal mal calibré, facilite la pénétration et la diffusion dans les tissus péri-uréthraux, dès qu'une altération des éléments anatomiques, une ulcération progressive, comme disait Hunter, a produit une solution de continuité dans le revêtement muqueux de l'urèthre.

Ce processus présente sans doute des modes variables, correspondant aux divers types cliniques de suppurations péri-uréthrales. Il est possible, par exemple, que, dans les infiltrations d'urine à évolution rapide, les parois uréthrales soient brutalement détruites par les mêmes microbes nécrosants qui continueront leur œuvre dans les tissus péri-uréthraux. C'est ce processus de nécrose uréthrale que

Boujol (1) met en relief dans une thèse inspirée par son maître Gangolphe, qui, se basant sur des observations où le sphacèle de l'urèthre a été constaté par l'incision du périnée, admet que « sous l'influence de micro-organismes, trouvant dans l'urèthre un terrain propice à leur développement, il se fait, dans de nombreux cas, un sphacèle total du canal, qui emportera à la fois la région atrésiée et son voisinage, ou seulement ce dernier. » On peut rapprocher ces faits de ce qui se passe pour l'appendice, où la perforation se produit tantôt brusquement par gangrène de la paroi de ce conduit, tantôt par un lent travail d'inflammation procédant par poussées successives d'appendicite pariétale.

C'est ainsi que l'avènement des idées microbiennes, ruinant la théorie de l'éclatement de Voillemier, a rajeuni la vieille conception de Hunter et que l'infection se trouve être cette cause, que ce dernier avait pressentie sans pouvoir la définir.

Nous allons maintenant passer en revue les travaux bactériologiques, auxquels ont donné lieu les suppurations péri-uréthrales.

En 1888, Albarran (2) et Hallé, étudiant pour la première fois la bactériologie des abcès urineux, y constatent l'existence de leur bactérie pyogène, qui devait par la suite être identifiée au coli-bacille. Clado, après eux, trouve dans

(1) Boujol. *Thèse*, Lyon, 1896.

(2) Albarran et Hallé. Note sur une bactérie pyogène et sur son rôle dans l'infection urinaire. *Acad. de méd.*, 1888.

deux abcès périnéaux le même microbe associé à des staphylocoques et à d'autres microcoques.

En 1890, Tuffier et Albarran (1) publient quatre observations d'abcès urineux : trois fois ils trouvent le coli-bacille à l'état de pureté, une fois ce microbe était associé à des microcoques.

L'année suivante, Horteloup (2) publie l'observation d'un abcès urineux, dans lequel Bordas ne trouva que des microcoques.

Peu après, Krogius signale à l'état de pureté la présence de l'uro-bacillus liquefaciens dans une collection péri-uréthrale, développée chez un prostatique.

C'est en 1891 que nos maîtres, MM. Guyon et Albarran (3) ont publié leurs recherches sur la gangrène urinaire d'origine microbienne. Bien qu'il ne s'agisse pas là à proprement parler d'infiltration d'urine, cette gangrène urinaire nous en paraît assez voisine pour que nous tenions à rappeler les résultats de ces recherches.

Le malade observé était un vieillard prostatique, atteint d'une gangrène qui frappa successivement le fourreau de la verge et le scrotum et à laquelle il succomba. L'urine et l'exsudat des plaques gangréneuses furent étudiés bactériologiquement. Dans l'urine, on trouva deux micro-organismes : un microcoque poussant bien sur gélose et la bactérie pyogène (coli-bacille). L'exsudat gangréneux contenait, en outre de ces deux formes mi-

---

(1) Tuffier et Albarran. Note sur les microorganismes des abcès urineux péri-uréthraux. *Ann. gén. ur.*, 1890.

(2) Horteloup et Bordas. *Ann. gén. ur.*, 1891.

(3) Guyon et Albarran. Congrès de chirurgie, 1891.

crobiennes, le staphylocoque blanc et le bacillus fluorescens non liquefaciens.

Dans le sang de la veine axillaire, recueilli deux heures après la mort, le coli-bacille fut trouvé également avec les mêmes propriétés pathogènes que dans l'urine et l'exsudat gangréneux.

Voici maintenant la conclusion que les auteurs tirent de ces faits : « Force nous est de conclure que ce microbe (le coli-bacille) a été la cause de la gangrène et que l'inoculation préputiale du début a été due à l'urine infectée. Si nos recherches s'étaient bornées à ces constatations, nous aurions pu conclure que l'infection générale et la mort du malade étaient uniquement dues à ce bacille, mais sur les coupes d'organes, foie, reins, colorées par la méthode de Gram ou de Weigert, nous avons trouvé un autre bacille plus gros, dont les extrémités sont souvent carrées au lieu d'être arrondies. Peut-être ce bacille est un anaérobie qui n'a pas poussé sur nos cultures, peut-être a-t-il contribué à la mort du malade, qui serait due à une infection combinée ; mais nous devons ajouter que ni dans le liquide infiltré des bourses, ni dans la plaque de gangrène, nous n'avons pu retrouver ce microbe, qui ne se décolore pas par la méthode de Gram ».

Les auteurs se demandent, en outre, si leur bactérie pyogène (coli-bacille) ne doit pas sa virulence exaltée et son pouvoir de provoquer la gangrène « à des influences qu'ils ignorent, peut-être parce qu'elle a vécu à côté du bacille anaérobie à bouts carrés qu'ils ont signalés dans les organes ». Bien qu'ils n'aient pas cultivé ce bacille à bouts carrés et qu'ils n'en aient pas démontré la fonction strictement anaérobie, l'hypothèse qu'ils font de l'existence possible des germes anaérobies dans un processus gangréneux urinaire nous paraît intéressante à relever ici en ce qu'elle cadre avec les faits positifs que nous avons nous-même constatés.

En 1896, parut le travail de MM. Albarran et Banzet sur la bactériologie des abcès urineux. Les auteurs publient les résultats d'examens bactériologiques, qu'ils ont faits de 20 cas d'abcès urineux périnéaux, observés dans le service du Pr Guyon.

Voici comment leurs observations se répartissent : deux fois ils n'ont pas trouvé de micro-organisme dans le pus. Dans un cas, il s'agissait d'un abcès tuberculeux ; l'autre malade avait une collection ancienne à coque très épaisse.

Quatre fois, le coli-bacille existait à l'état de pureté. Les cas se répartissent ainsi : une infiltration d'urine, où le coli-bacille se trouvait en assez grande abondance dans le foyer péri-uréthral, et trois abcès urineux, deux subaigus, l'un chronique, où le coli-bacille était si peu abondant qu'il ne put être décelé que par les cultures.

Dans 8 cas, le coli-bacille était associé à d'autres microbes : streptocoque, staphylocoque blanc et un bacille indéterminé. Les formes où se trouvait le streptocoque étaient les plus graves.

Une seule fois, le streptocoque pyogène fut trouvé à l'état de pureté.

Trois autres cas ne contenaient que des microcoques. *L'un de ces cas présenta ceci de particulier que les microcoques, constatés par l'examen direct du pus sur lamelles, ne poussèrent sur aucun des milieux employés, gélose, gélatine et bouillon.*

Enfin, dans un cas, des micrococques étaient associés à *un bacille qui ne put être cultivé.*

Les recherches de MM. Albarran et Banzet établissent bien ce fait positif que le coli-bacille existe souvent, seul ou associé dans les abcès urineux. Mais, dans leur mémoire, nous trouvons signalées dans quelques observations des formes microbiennes, qui ne purent être obtenues en culture. Ce fait négatif avait attiré l'attention des auteurs et leur suggéra cette réflexion très juste « *qu'il est nécessaire de faire des examens très soigneux du pus des abcès urineux, d'étudier directement le pus en colorant sur des lamelles les micro-organismes et, en outre, de faire des cultures sur des milieux variés* ».

Nous trouvons dans la thèse de Banzet (1) quelques observations nouvelles d'abcès urineux, dont le pus a été étudié bactériologiquement. Comme dans celles du mémoire de MM. Albarran et Banzet, nous relevons dans ces observations, d'une part, le rôle prépondérant du coli-bacille seul ou associé à d'autres microbes, et, d'autre part, l'impossibilité de cultiver sur les milieux ordinaires certaines formes microbiennes, constatées par l'examen direct du pus.

Ces faits négatifs nous semblent particulièrement intéressants, car ils trouvent leur explication dans les faits positifs, que nous avons pu constater, grâce à l'emploi de méthodes appropriées.

---

(1) BANZET. Contribution à l'étude des suppurations envisagées au point de vue de leurs formes et de leurs rapports avec la fièvre. *Thèse*, Paris, 1896.

La revue, que nous venons de faire des recherches bactériologiques peu nombreuses dont les suppurations péri-uréthrales ont été l'objet, démontre que, ainsi que nous le disions au début de ce mémoire, la pathogénie de ces affections est loin d'être élucidée.

Le rôle, que l'on a attribué autrefois à l'urine, ne résiste pas à une critique sérieuse. L'urine seule n'est pas la cause des processus gangréneux et fétides, que l'on observe dans les suppurations, ayant l'urèthre pour point de départ. D'autre part, les recherches bactériologiques, faites jusqu'à ce jour, n'ont donné que des résultats incomplets. Elles ont seulement établi l'existence dans ces suppurations du coli-bacille, en première ligne, et de quelques autres microbes, tels que le streptocoque et le staphylocoque. D'autres microbes ont été signalés, mais l'impossibilité de les isoler et de les cultiver, en a rendu l'étude impossible. Et c'est là une lacune considérable. Car nous pouvons nous demander jusqu'à quel point des processus fétides et gangréneux peuvent être causés exclusivement par les microbes ordinaires de la suppuration et si au contraire ces microbes restés indéterminés n'ont pas un rôle prépondérant. Car il semble, *a priori*, que ces processus doivent être liés à la présence de micro-organismes, doués de propriétés biologiques particulières, qui les rendent capables de déterminer dans les tissus vivants des réactions spéciales. C'est ainsi que, frappé par les analogies qui existent entre la gangrène gazeuse et l'infiltration d'urine, Forgues (1) écrit dans son article du

(1) Traité de chirurgie. Duplay et Reclus, t. VII.

Traité de chirurgie : « L'étude bactériologique des formes gangréneuses de l'infiltration d'urine est peu avancée ; très vraisemblablement, l'agent microbien de la majorité de ces sphacèles diffus et rapides doit être le vibrion septique de Pasteur. » Pousson (1) se range à cette manière de voir et Bazy (2) compare également l'infiltration d'urine à un phlegmon diffus péri-uréthral.

Et, en effet, les suppurations péri-uréthrales doivent être rangées parmi ces affections, caractérisées par un processus gangréneux ou putride, étudiées par Veillon d'abord, puis par Veillon et Zuber (3), et au sujet desquelles ces auteurs s'expriment ainsi : « Les pus à odeur fétide ou de nature gangréneuse contiennent microscopiquement un grand nombre de microbes, et cependant les cultures, en présence de l'air libre, ne donnent que peu ou point de micro-organismes.

Les microbes qu'on ne cultive pas par les procédés habituels ne sont cependant pas morts et il est facile de les isoler en employant une technique appropriée. Ils sont strictement anaérobies et forment de nombreuses espèces.

On trouve ces microbes dans des affections variées, mais toutes caractérisées par un processus gangréneux ou fétide ; la relation, qui existe entre ces processus et ces bactéries strictement anaérobies est tellement intime, que, dans tous les cas que nous avons examinés jusqu'à présent, nous ne l'avons jamais vue manquer. »

---

(1) Pousson. Précis des maladies des voies urinaires.

(2) Bazy. Maladies des voies urinaires, 1897.

(3) Veillon et Zuber. Recherches sur quelques microbes strictement anaérobies et leur rôle en pathologie. *Arch. méd. expérim.* n° 4, juillet 1898.

Nous devons d'ailleurs rappeler que, dès le début de ses recherches, Veillon a eu l'occasion d'étudier un phlegmon péri-néphrétique, causé par un microbe strictement anaérobie, qu'il a décrit sous le nom de micro-cocus fœtidus.

La nécessité s'imposait donc de faire sur les suppurations d'origine urinaire des recherches systématiques pour mettre en lumière le rôle que peuvent y jouer les microbes anaérobies. Tel est le but de ce travail, qui a pour point de départ les idées de Veillon sur le rôle des microbes strictement anaérobies dans les processus putrides et gangréneux.

Nous avons trouvé, dans le service de notre maître, M. le Pr Guyon, un riche matériel scientifique, et, si le nombre des cas que nous avons étudiés est encore peu considérable, c'est qu'il a été forcément limité par les difficultés techniques et la longueur de ce genre de recherches.

Nous allons maintenant faire connaître la technique que nous avons employée.

TECHNIQUE

C'est à Pasteur que nous devons cette notion qu'il existe des organismes inférieurs, vivant et se multipliant sans oxygène libre. Malgré l'importance de cette découverte et l'intérêt qui s'attache aux quelques espèces anaérobies décrites jusqu'à présent, la recherche systématique de cette classe de microbes a été singulièrement négligée. La raison en est que l'on se heurtait à des difficultés de technique presque insurmontables. C'est ce qui explique que nos connaissances se bornent au vibrion septique, au bacille du tétanos, au microbe du charbon symptomatique et à quelques autres espèces strictement anaérobies, trouvées dans quelques cas isolés et insuffisamment étudiées.

Pour que la recherche de ces organismes pût être faite d'une façon systématique, il fallait avoir une méthode simple et pratique, qui présentât, au point de vue de l'anaérobiose, tous les avantages de la méthode des plaques pour l'isolement des microbes aérobies. La méthode imaginée par Veillon répond à ces desiderata. C'est celle que nous avons employée pour nos recherches. Nous allons la décrire en détail.

Veillon a eu l'idée de se servir des tubes de Liborius, contenant de la gélose sucrée en couche profonde et de les appliquer à l'isolement des microbes anaérobies.

Cette gélose sucrée doit remplir des conditions parfaites de transparence, pour qu'on puisse voir et cueillir les colonies qui se développent dans son épaisseur.

Il est donc important de préparer ce milieu avec le plus grand soin. Voici comment on doit procéder pour sa préparation :

Préparation de la gélose sucrée

On fait macérer 500 grammes de viande de bœuf, hachée et dégraissée, dans un litre d'eau, pendant 24 heures ; on passe la macération sur tarlatane ; on complète le litre par la quantité d'eau nécessaire, et on ajoute :

10 grammes de peptone,
5 grammes de sel marin,
12 grammes de gélose.

Puis on porte à l'autoclave à 100° pendant un quart d'heure, pour faire fondre la peptone, le sel et la gélose, et précipiter l'albumine. Après cette cuisson, on alcalinise légèrement avec une lessive de soude. Il faut s'assurer que la réaction du mélange est nettement alcaline. On chauffe alors à 120° à l'autoclave pendant 30 minutes au moins, de façon à précipiter toutes les substances albuminoïdes. On vérifie l'alcalinisation et on laisse ensuite refroidir le mélange jusqu'à 55°. Quand le mélange a atteint cette température, on le colle avec un blanc d'œuf, battu dans de l'eau. On y ajoute alors 15 grammes de glucose qu'on a fait dissoudre dans un peu d'eau, à feu doux, pour éviter la caramélisation. Cela fait, on porte de nouveau à l'autoclave pendant 15 minutes à 120°, et l'on filtre sur papier Chardin. Si l'opération a été bien conduite, la filtration est suffisamment rapide pour qu'il ne soit pas nécessaire de la faire à l'autoclave à 100°. On distribue ensuite le liquide filtré dans des tubes stérilisés, que l'on remplit sur une hauteur de 12 centimètres environ. Il ne reste plus qu'à stériliser ces tubes en les chauffant à l'autoclave à 115° pendant un quart d'heure. Cette stérilisation demande quelques précautions : à cause de la grande quantité de gélose contenue dans chaque tube, il faut éviter les brusques changements de pression, qui feraient sauter les bouchons d'ouate. Aussi on chauffera doucement et on laissera ensuite refroidir lentement. On entr'ouvrira légèrement le robinet d'échappement avant même que l'aiguille manométrique ne soit descendue à 0°, pour empêcher la pression intérieure de devenir inférieure à celle de l'atmosphère.

Par ce procédé on doit obtenir une gélose claire et transparente, à teinte à peine opaline. Voici comment ces tubes doivent être employés :

Lorsqu'on veut faire un ensemencement, on fait fondre la gélose des tubes dans un bain-marie à 100°. On maintient pendant quelques instants à cette température pour chasser l'air dissous dans la gélose. Puis on refroidit le tube à 40° environ, en le plongeant dans de l'eau chauffée à cette température, qu'avec un peu d'habitude on apprécie très bien avec la main. La gélose reste liquide et d'autre part les microbes ne sont pas tués par la chaleur. Pour ensemencer, on prélève la semence avec une pipette à longue effilure, et on la porte dans le sein de la gélose encore liquide. Immédiatement après l'ensemencement, le tube est plongé dans l'eau froide pour solidifier brusquement la gélose purgée d'air.

Examen et ensemencement du pus

Voici comment nous avons procédé dans chaque cas que nous avons étudié :

Au moment de l'opération, nous prélevions deux pipettes stérilisées de pus dans les conditions les plus complètes de pureté. Nous portions ces pipettes au laboratoire et nous semions le pus dans un délai, qui ne dépassait pas 3 à 4 heures après l'opération.

Avant de semer, nous avons pratiqué constamment l'examen du pus sur lamelles, colorées par la solution hydro-alcoolique de violet de gentiane et par la méthode de Gram. Nous notions exactement la quantité absolue des microbes, la variété et l'abondance relative des diverses formes observées. Cette étude et cette description des formes observées sont ordinairement difficiles en raison du polymicrobisme de ces pus. Nous avons également examiné le pus sans coloration, de façon à voir les espèces mobiles.

Puis, nous pratiquions l'ensemencement en milieux aérobies et en milieux anaérobies.

Pour l'isolement des microbes aérobies, nous avons employé les tubes de gélose ordinaire inclinés, en faisant des dilutions successives dans le bouillon de condensation, qui se trouve au fond du tube. Ce procédé est simple et remplace avantageusement celui des plaques.

Nous avons procédé de la façon suivante pour l'isolement des espèces anaérobies : nous prenons dans une pipette stérilisée une goutte de pus, nous la portons dans la profondeur d'un tube de gélose sucrée, en ayant soin d'agiter ce milieu liquide, de façon à dissocier les microbes introduits ; puis, avec la même pipette, nous portons une goutte de cette première dilution dans un second tube de gélose sucrée, et, ainsi de suite, jusqu'à ce qu'on ait fait un nombre suffisant de dilutions. 6 à 10 tubes suffisent ordinairement suivant la richesse microbienne du pus.

Remarquons ici que les microbes aérobies, même ceux qui sont aérobies obligés, se développent également dans les tubes de gélose sucrée et que, au besoin, on pourrait se contenter de l'ensemencement dans ces derniers tubes. Mais il est plus rigoureux et plus commode, pour l'isolement des espèces aérobies, d'ensemencer en même temps des tubes de gélose ordinaire. Les ensemencements faits, on porte les tubes à l'étuve à 37°.

Isolement des espèces

Nous ne parlerons pas de l'isolement des microbes aérobies : il ne comporte rien de spécial.

Les tubes de gélose en couche profonde sont examinés au bout de 24 heures. Les colonies, que l'on verra se développer dans ces milieux, se partagent en trois catégories :

1° Les unes, strictement aérobies, ne poussent que dans la zone supérieure de la gélose, qui s'étend à 2 cent. environ au-dessous de sa surface libre et qui est assez aérée pour permettre à ces espèces de se développer. Ces microbes sont d'ailleurs rares.

2° Les microbes mixtes, aérobies ou anaérobies facultatifs, comme le coli-bacille, le streptocoque et le staphylocoque, se développent dans toute la hauteur du milieu.

3° Enfin les colonies des espèces strictement anaérobies apparaissent exclusivement dans la zone profonde, qui s'étend du fond du tube jusqu'à 2 cent. de la surface libre du milieu.

Donc, par l'examen des tubes, il est facile de se rendre compte de la nature des espèces développées et de la proportion relative des aérobies et des anaérobies. Souvent nous avons vu nos tubes ne contenir que quelques colonies de coli-bacilles, par exemple, répandus sur toute la hauteur du milieu, tandis que, dans la zone profonde, les colonies anaérobies, tassées les unes contre les autres, pouvaient à peine être distinguées à l'œil nu et s'arrêtaient nettement à 2 cent. au-dessous de la surface libre. Si le pus ne contient que des microbes anaérobies, ce que nous avons observé dans quelques cas, on ne voit des colonies que dans la zone profonde.

Ces constatations faites, il faut isoler les différentes espèces, afin d'obtenir, en culture pure, les formes observées par l'examen direct sur lamelles.

Pour ce faire, on choisit les tubes de dilution où les colonies sont assez espacées pour qu'on puisse les examiner à la loupe et les repiquer purement. Donc, dès que les colonies sont suffisamment développées — ce qui a lieu dans un temps très variable, suivant les espèces — on examine la colonie, non seulement à l'œil nu, mais encore au microscope à un faible grossissement. On note les caractères, qui permettent de les distinguer entre elles. Souvent ces colonies ne se différencient que par leur volume, leur date d'apparition ou des nuances de coloration à peine sensibles.

Le repiquage se fait en cueillant la colonie au moyen d'une pipette à longue effilure, sans toucher aux autres colonies. La difficulté devient très grande quand la colonie est profondément située : on est parfois obligé de casser le tube.

C'est une nécessité à laquelle il ne faut se résoudre qu'à la dernière extrémité, car on doit, autant que possible, conserver le tube primitif pour permettre aux espèces moins hâtives de pousser à leur tour. Lorsque la colonie est assez grosse, en même temps que nous la repiquons, nous l'examinons sur lamelle, pour savoir de quel microbe elle est formée.

Dans ces opérations de l'isolement, on se heurte à deux ordres de difficultés : parfois le pus contient des microbes, le coli-bacille, par exemple, ou certains anaérobies qui produisent une grande quantité de gaz, fragmentent la gélose, et rendent le tube inutilisable. Dans ce cas, toute tentative d'isolement devient illusoire, si les dilutions n'ont pas été suffisantes.

D'autre part les colonies à repiquer sont quelquefois si petites qu'on les distingue à peine à l'œil nu et pourtant on ne doit pas différer le repiquage sous peine de s'exposer à un résultat négatif en les laissant mourir, car, s'il y a des espèces vivaces, d'autres au contraire meurent au bout de 4 à 5 jours.

Examen et coloration des micro-organismes anaérobies.

Les colonies, développées dans la gélose, sont soumises à un triple examen sur lamelle.

On examine d'abord les microbes en goutte suspendue et sans coloration, afin de voir s'ils sont mobiles ou non.

Pour colorer les microbes, on prélève un peu de la colonie avec une pipette effilée et on l'étale avec soin sur une lamelle, de façon à bien étendre la gélose et à supprimer tout grumeau. On fixe la préparation en la passant 3 fois dans la flamme. Puis on colore par les couleurs d'aniline ou par la méthode de Gram. La solution hydro-alcoolique de violet de gentiane est le colorant qui convient le mieux à l'examen. D'une façon générale, les microbes anaérobies se colorent moins bien que les microbes aérobies. Souvent ils ne prennent la coloration que sur certains points, aux extrémités, par exemple, s'il s'agit de bacilles.

Cultures en gélatine sucrée.

Les cultures en gélatine sucrée se font comme les cultures en gélose sucrée. Mais, comme les conditions de l'anaérobiose pourraient être compromises par la liquéfaction, il faut verser sur la gélatine une couche de 2 centimètres de gélose, qui met davantage le milieu à l'abri de l'air.

Cultures en bouillon et en surface.

Pour cultiver les anaérobies en bouillon et sur la surface des milieux solides, nous employons les tubes de Roux, lavés dans un courant d'hydrogène.

Inoculations.

On peut inoculer des cultures en gélose sucrée des

microbes anaérobies. Notre collègue et ami J. Hallé a en effet montré, dans sa thèse, que la gélose stérile, introduite sous la peau ou dans le péritoine du cobaye ou du lapin, est rapidement résorbée sans produire de réaction locale ou générale. On peut donc injecter sous la peau les cultures en gélose sans craindre de fausser les expériences, la présence de la gélose n'entravant pas l'action pathogène des micro-organismes inoculés. Il va sans dire que pour les injections intra-veineuses on doit employer les cultures en bouillon.

OBSERVATIONS

Nous avons cru utile de suivre, dans le classement de nos observations, un ordre, basé sur la nature microbienne des suppurations.

Nous avons donné la première place à une observation qui nous paraît présenter une importance toute particulière, car elle concerne une infiltration d'urine, qui a été compliquée d'un abcès métastatique causé par le microbe anaérobie du foyer périnéal.

Nous avons ensuite groupé les observations ayant trait à des cas où il n'y avait que des germes strictement anaérobies.

Puis viennent les observations d'infections mixtes, où les microbes anaérobies étaient associés à des espèces aérobies.

Enfin nous avons réuni dans une dernière catégorie quelques cas où nous n'avons trouvé que des microbes aérobies. Bien que, parmi ces faits, il y en ait trois qui ne rentrent pas dans le cadre même de notre travail, puisqu'il s'agissait d'abcès de la prostate, nous avons tenu néanmoins à les rapporter ici, afin d'esquisser une parallèle entre les infections à microbes anaérobies et celles à microbes aérobies et de montrer quels caractères généraux distinguent les unes des autres.

Observation I

Infiltration d'urine avec commencement de gangrène gazeuse : Coli-bacille et bacillus funduliformis.
Abcès métastatique dû au seul bacillus funduliformis.

Georges J..., âgé de 64 ans, entre le 26 novembre 1898 dans le service du Pr Guyon, salle Velpeau.

Ce malade a eu, à l'âge de 18 ans, une blennorragie, qui a guéri rapidement sans complications et qui n'a pas laissé de goutte militaire à sa suite. Il n'a pas eu de nouvelle blennorragie depuis.

On ne relève dans son histoire aucun traumatisme urétbral.

Le malade n'a jamais eu de troubles de la miction, ni de symptômes d'affection vésicale ou rénale. Même dans ces derniers temps, il n'accuse aucune modification du jet de l'urine et ne s'est plaint d'aucune difficulté de la miction.

Il n'y a jamais eu non plus de fréquence de la miction. Le malade urine ordinairement 3 à 4 fois pendant le jour et, seulement de temps à autre, une fois dans la nuit.

Au dire du malade, les urines ont toujours été claires.

Il y a 6 jours, pendant un voyage prolongé en chemin de fer, le malade a éprouvé de vives douleurs dans le périnée et dans les bourses. Mais il n'a eu à ce moment *aucun trouble de la miction*. Les douleurs périnéales ont augmenté et le malade a remarqué qu'il se formait une grosseur au périnée. En même temps, l'état général devenait mauvais : frissons, anorexie, bouche sèche, soif vive. Mais les mictions restaient toujours faciles et, à aucun moment, il n'y a eu de la rétention d'urine.

Le malade, voyant son état s'aggraver, vient le 26 novembre dans la soirée à l'hôpital.

A son entrée, le malade présente des signes d'infection générale : visage fatigué, traits tirés, langue sèche, subdélire, pouls accéléré. Température axillaire, 38°,6.

Il existe une tuméfaction considérable du périnée avec augmentation de volume des bourses. Au niveau de la tuméfaction périnéale, les téguments sont rouges, chauds, œdématiés, tendus. Le scrotum présente un gonflement considérable et l'œdème tend à gagner la région hypogastrique.

De chaque côté du pubis et surtout à gauche, on perçoit, au niveau de la racine des bourses, de la crépitation gazeuse. Le malade n'a pas de rétention d'urine et n'éprouve aucune difficulté de la miction.

Incision périnéale immédiate, faite sur la ligne médiane de l'anus jusqu'au scrotum, qui est en partie incisé.

Cette incision donne issue à une sérosité purulente, d'odeur horriblement fétide et qui jaillit avec force lorsque le bistouri ouvre le foyer péri-uréthral. Cette incision permet de constater, au niveau de la paroi inférieure de l'urèthre périnéal, une perforation d'aspect gangréneux. Les tissus du périnée ont un aspect grisâtre et sont frappés de sphacèle. Cette large incision suffit à drainer largement le foyer périnéal et les fusées qui se sont faites vers le pubis.

Pendant l'opération, le pus du foyer péri-uréthral a été recueilli dans deux pipettes stérilisées pour être soumis à l'examen bactériologique.

Suites :

27 *novembre*. — Le malade est mieux.

Cependant il délire encore et la langue est toujours sèche. Son pansement est changé, on le trouve souillé de pus et d'urine. Le malade urine bien par la verge et l'urine est claire.

T. du matin : 36°,6, t. du soir : 37°,4.

28 *novembre*. — Le matin, on fait une nouvelle incision sus-pubienne pour drainer une nouvelle collection purulente qui s'est formée, mais l'œdème ne tend pas à gagner l'abdomen. Le soir, le malade, qui avait 37° le matin, a une température de 39°,8. On fait un lavage de la plaie au nitrate d'argent. Il y a toujours du subdélire et de la sécheresse de la langue.

29 *novembre*. — L'état général et local s'améliore. Le délire

disparaît et la langue devient humide. La température redevient normale.

3 *décembre.* — La plaie s'est nettoyée et a pris un bon aspect bourgeonnant.

Il n'y a pas eu de plaque de sphacèle des téguments.

5 *décembre.* — L'exploration du canal, qui n'avait pas encore été pratiquée, montre qu'il existe dans la portion pénienne de l'urèthre une série d'anneaux rétrécis et qu'il y a également un rétrécissement de la portion scrotale de l'urèthre. On passe aisément la boule n° 14, avec laquelle on sent quelques ressauts dans la portion pénienne sans être arrêté dans la portion périnéale. Au reste, ces rétrécissements sont très peu serrés, puisqu'il est facile de cathétériser le malade avec une sonde n° 18 sans dilatation préalable.

Le 14 *décembre*, le malade se plaint de son genou droit. A l'examen, on constate de l'empâtement douloureux et de la rougeur de la peau au niveau de l'insertion au tibia du ligament rotulien. Il n'existe sur les téguments aucune lésion qui ait pu servir de point de départ infectieux. L'articulation est indemne. On fait sur la région un pansement humide.

Le 15 *décembre*, même état local au niveau du genou. La température reste normale ; mais l'état général est moins bon que les jours précédents.

Le 16 *décembre*, on constate qu'il existe un abcès sous-cutané au niveau de la face antérieure du ligament rotulien.

Une incision est pratiquée avec toutes les précautions nécessaires pour recueillir purement le pus : cette incision donne issue à une cuillerée à soupe d'un pus jaunâtre, inodore et bien lié On ne trouve ni décollement, ni sphacèle appréciable des tissus. Ce pus a été soumis immédiatement à l'examen bactériologique, comme on le verra plus loin.

La cavité de l'abcès n'a pas tardé à bourgeonner et à se fermer, sans qu'il se produise de décollement secondaires.

Il n'y a eu aucun retentissement inflammatoire sur l'articulation, dont les mouvements sont toujours demeurés normaux.

Une dizaine de jours après l'apparition de cet abcès, le malade se plaint à nouveau de souffrir de sa jambe droite, et, de fait, l'examen montre que celle-ci est légèrement augmentée de volume.

Le mollet est tendu et de grosses veines dilatées se dessinent sous la peau. En présence de ces symptômes, on conclut à une phlébite et l'on fait un enveloppement ouaté de la jambe en recommandant l'immobilité au malade. Malgré ces phénomènes d'infection locale dans la jambe droite, la température n'est jamais montée au-dessus de 37°,5.

Tous ces symptômes ne tardent pas à s'amender et le malade sort guéri le 15 janvier 1899.

Examen bactériologique du pus du foyer périnéal.

Le pus recueilli dans les pipettes est très mélangé de sang ; il répand une odeur infecte.

A. *Examen.* — L'examen de ce pus sur lamelle, colorée par la solution hydro-alcoolique de violet de gentiane, montre, au milieu de nombreuses hématies et de leucocytes polynucléés à noyaux bien colorés, une grande quantité de microbes de forme bacillaire : Nombreux bâtonnets assez longs et épais, ressemblant au coli-bacille, nombreux diplococco-bacilles, très nombreux bacilles fins.

Sur une préparation traitée par la méthode de Gram, tous les microbes sont décolorés.

B. *Cultures.* — Le pus est semé, 3 heures après avoir été recueilli, en milieux aérobies et en milieux anaérobies. On sème 4 tubes de gélose ordinaire inclinée, en diluant une forte goutte de pus dans le bouillon exsudé. 10 tubes de gélose sucrée en couche profonde sont également ensemencés par dilutions successives. Tous ces tubes sont portés à l'étuve, à 37°.

Le lendemain, les tubes de gélose inclinée contiennent des colonies d'une seule espèce, étalées, blanches, à reflets bleuâtres. Il y en a une quarantaine sur le tube n° 1 de la dilution. Ces colonies contiennent un bacille mobile, qui ne se colore pas par la méthode de Gram. Ce microbe a tous les caractères du coli-bacille.

Les tubes anaérobies ont également commencé à pousser au bout de 18 heures. Le tube n° 1 contient un nombre peu considérable de colonies de coli-bacille, qui ont fragmenté la gélose par production de gaz. Dans la zone de l'anaérobiose du même tube, on voit une quantité énorme de petites colonies serrées les unes contre les autres et strictement anaérobies ; leur végétation est limitée par une surface nette à 2 centimètres au-dessous de la surface libre du milieu. Dans le tube n° 2 de la dilution, il y a une cinquantaine de colonies de coli-bacille et d'innombrables colonies anaérobies serrées les unes contre les autres. L'examen de ces tubes montre donc que, dans ce pus, les microbes indifférents, coli-bacilles, étaient en petite quantité, tandis qu'il y avait une quantité énorme de microbes anaérobies. Tous les tubes sont laissés à l'étuve.

Les jours suivants, on voit apparaître des colonies dans toute la série des tubes de gélose sucrée. Dans le tube n° 5 et suivants, il n'y a plus que des colonies anaérobies.

Ces colonies anaérobies ne diffèrent entre elles que par le volume. Isolées, elles se présentent, à l'œil nu, comme de petites masses, lenticulaires, de couleur blanchâtre. Au microscope (Leitz ocul. 3, obj. 2), on voit que ces masses lenticulaires sont opaques et ont des bords lisses. Leur forme est régulière et constante.

L'une de ces colonies est repiquée en gélose sucrée et examinée microscopiquement. Sur une préparation colorée par la solution hydro-alcoolique de violet de gentiane, on voit des formes très variées : bâtonnets plus ou moins longs, mal calibrés, souvent incurvés, formes allongées, filamenteuses, portant des boules soit sur leur longueur, soit à leurs extrémités. Certaines formes rappellent des spermatozoïdes, d'autres des raquettes, d'autres des navets. En somme il y a un polymorphisme des plus curieux. Ces microbes, qui se colorent mal par le violet de gentiane, ne se colorent pas du tout par la méthode de Gram. Ils sont immobiles. Les tubes, semés avec différentes colonies isolées de ce microbe venant des tubes primitifs, nous en fournissent d'abondantes cultures, bien poussées au bout de 24 heures sans production apparente de gaz. Ce microbe présente tous les caractères du *bacillus funduliformis*, auquel nous l'identifions.

Nous avons inoculé, le 7 décembre, sous la peau du ventre d'un cobaye une culture de ce bacille en gélose sucrée, bien poussée et âgée de 24 heures. Il s'est formé autour du point d'inoculation un empâtement inflammatoire, puis un abcès gros comme une noix, contenant un pus épais et grumeleux.

Quant au coli-bacille, nous en avons également injecté, sous la peau d'un cobaye, 1 centimètre cube d'une culture en bouillon âgée de 48 heures. Cette inoculation a simplement donné lieu à une induration légère et très passagère au niveau du point d'inoculation, mais il ne s'est pas formé d'abcès.

Étude bactériologique du pus de l'abcès métastatique développé au niveau du genou droit.

Ce pus a été soumis à l'examen bactériologique sitôt après qu'il a été recueilli. Il est jaunâtre, assez bien lié et inodore.

A. *Examen.* — L'examen microscopique d'une préparation sur lamelle colorée à la solution hydro-alcoolique de violet de gentiane montre des leucocytes à noyaux bien colorés et des bacilles en quantité peu considérable. Les bacilles sont de petits bâtonnets, droits, assez fins, à bouts arrondis, bien colorés et ayant à peu près les dimensions du bacille de Koch. La plupart d'entre eux sont intra-cellulaires, quelques-uns cependant sont libres. On ne distingue pas d'autre forme microbienne. Ces bacilles ne se colorent pas par la méthode de Gram.

B. *Cultures.* — Nous ensemençons immédiatement deux tubes de gélose ordinaire inclinée et deux tubes de gélose sucrée profonde. Nous nous contentons de ce petit nombre de tubes en raison de la pauvreté microbienne du pus, constatée au microscope, et encore faisons-nous un ensemencement abondant. Les tubes sont portés à l'étuve à 37°.

Disons tout de suite qu'aucun microbe aérobie n'a poussé, ni dans les tubes de gélose inclinée, ni dans les tubes de gélose sucrée.

Quatre jours après l'ensemencement, le tube de gélose sucrée n° 1 commence à présenter quelques colonies, formant un anneau très régulier dans la partie supérieure de la zone de l'anaérobiose. Les jours suivants, d'autres colonies apparaissent dans la profondeur de la gélose. Le tube complètement poussé contenait environ une centaine de colonies. Ces colonies étaient toutes semblables entre elles. Elles sont blanchâtres et de petit volume. Au microscope, on constate qu'elles ont une forme lenticulaire, des bords nets, une surface lisse et une transparence peu marquée.

L'examen microscopique nous apprend que ces colonies sont formées de bacilles, se colorant assez bien par le violet de gentiane, mais ne se colorant pas par la méthode de Gram. Ces bacilles sont immobiles et présentent un polymorphisme marqué ; dans la même préparation, on trouve tous les degrés depuis les formes cocco-bacillaires jusqu'aux formes allongées avec renflements plus ou moins nets.

Dès leur apparition dans le tube primitif, nous repiquons ces colonies. Nous obtenons ainsi des cultures pures d'un bacille strictement anaérobie, qui est le même que celui isolé dans le foyer périnéal et qui est le bacille funduliforme.

Nous avons fait une inoculation sous-cutanée à un cobaye d'une culture de ce bacille en gélose sucrée, bien poussée et âgée de 24 heures. Il s'est produit, à la suite de l'inoculation, un empâtement très marqué qui a disparu, en laissant à sa place un abcès gros comme une noix. Cet abcès n'a pas guéri. L'animal s'est cachectisé et a succombé deux mois après l'inoculation. A l'autopsie, nous n'avons pas d'ailleurs trouvé de lésions viscérales macroscopiquement appréciables.

En résumé, nous avons isolé dans le pus du foyer périuréthral deux microbes ; l'un s'y trouvait en très petite quantité, c'est le coli-bacille ; l'autre strictement anaérobie et très abondant est le bacille funduliforme. Ce dernier bacille existait à l'état pur dans l'abcès métastatique, consécutif à une infection sanguine, dont ce microbe a été l'agent.

Observation II

Infiltration d'urine limitée au périnée à microbes strictement anaérobies.

Rev..., âgé de 37 ans, entre le 10 septembre 1898 dans le service du Pr Guyon, salle Velpeau, pour une tuméfaction du périnée.

Ce malade a eu une blennorragie, il y a 8 ans. Cette blennorragie a été guérie en deux mois sans complications.

Depuis 5 ans, le malade se plaint d'uriner avec un peu de difficulté et de lenteur, mais sans qu'il y ait de la fréquence, ni de la douleur des mictions.

Il y a 18 mois, à la suite d'excès de fatigues, le malade a eu une tuméfaction douloureuse au niveau du périnée.

En même temps, les mictions étaient pénibles, douloureuses surtout à l'émission des dernières gouttes, mais non augmentées de fréquence. Le malade s'est soigné par le repos, les bains et les cataplasmes ; la grosseur périnéale s'est résorbée et les troubles de la miction ont disparu.

Il y a 8 mois, nouvelle tuméfaction au périnée, grosse comme un œuf, très douloureuse et s'étendant jusqu'à la fesse gauche. Impossibilité de rester assis ou couché sur le dos. Mictions très difficiles et douloureuses.

Cet état force le malade à entrer à l'hôpital Tenon, où on lui incisa son abcès en lui plaçant une sonde à demeure pendant 3 jours. Au bout de 15 jours, il sort de l'hôpital avec une fistule périnéale, qui se ferme 3 semaines après. Pendant 8 mois, à la suite de cet accident, le malade s'est très bien porté et n'éprouvait plus de gêne de la miction.

Le 5 septembre, donc il y a 5 jours, le malade, en s'asseyant, éprouve une douleur au périnée, où il constate un gonflement marqué.

Les jours suivants, le gonflement et la sensibilité locale augmentent.

En même temps, le malade remarque l'apparition de gouttes purulentes au méat. Les mictions deviennent difficiles, lentes et douloureuses.

En dépit du repos, des bains et des cataplasmes, la tuméfaction et la douleur font des progrès et forcent le malade à venir à l'hôpital.

A son entrée, son état général est assez bon. Il n'y a pas de fièvre.

Au niveau du périnée, il y a une tuméfaction qui commence à s'étendre en avant vers le scrotum œdématié. Cette tuméfaction est recouverte de téguments rouges, chauds, douloureux à la pression et œdémateux. On ne sent pas de fluctuation, ni de crépitation gazeuse.

Le foyer périnéal a une tendance à la diffusion : c'est plus qu'un abcès urineux, c'est une infiltration d'urine au début.

Une incision médiane est pratiquée aussitôt et ouvre largement la collection. Il s'écoule en abondance un pus, jaunâtre, assez bien lié, mais répandant *une odeur extrêmement fétide*. Le pus ne paraît pas mélangé d'urine et on ne voit pas l'urèthre dans le fond de la plaie. Il y a quelques lambeaux de tissu cellulaire en voie de sphacèle.

La poche se prolonge en avant vers le scrotum. On place un drain au plafond.

Deux pipettes de pus ont été prises dans le foyer périnéal au moment de l'incision.

Une sonde béquille n° 17 est laissée à demeure pendant une dizaine de jours.

Les suites ont été des plus simples. Il n'y a pas eu de fièvre et la plaie s'est nettoyée et réparée rapidement.

Les premiers jours, le pansement est mouillé, comme s'il y avait un léger écoulement d'urine par la plaie.

Au bout de 15 jours, on fait l'exploration de l'urèthre. On constate l'existence de 3 anneaux, qui siègent dans la portion périnéo-scrotale et qui d'ailleurs laissent passer la boule n° 18.

La plaie a très bon aspect, elle est pansée à plat.

Le malade quitte le service le 7 octobre.

Le malade revient pour se faire dilater l'urèthre; en novembre la plaie est tout à fait fermée.

Examen bactériologique.

Le pus est de couleur jaunâtre, il est assez épais et répand une odeur extrêmenent fétide.

A. *Examen.* — L'examen sur lamelle colorée à la solution hydro-alcoolique de violet de gentiane montre, parmi de nombreux leucocytes polynucléés à noyaux bien colorés :

Nombreux cocci, de différentes tailles, tantôt isolés, tantôt formant des chaînettes de 3-5 éléments, très souvent en diplocoques ; bacilles assez fins, moins nombreux que les formes rondes, ayant la longueur du coli-bacille à peu près.

Sur une préparation colorée par la méthode de Gram, les cocci seuls sont colorés.

B. *Cultures.* — Le pus est semé, 4 heures après avoir été recueilli, sur milieux aérobies et sur milieux anaérobies. On ensemence deux tubes de gélose ordinaire inclinée et 8 tubes de gélose sucrée en couche profonde, qui sont portés à l'étuve à 37°.

Au bout de 48 heures, les tubes de gélose inclinée ne présentent aucune colonie et sont du reste restés stériles par la suite.

Au contraire, les tubes de gélose sucrée ont poussé : le tube n°1 de la dilution contient des multitudes de colonies, tassés les unes contre les autres et s'arrêtant nettement à 2 cent. de la surface libre. C'est une culture strictement anaérobie.

Les autres tubes de dilution contiennent aussi des colonies de moins en moins nombreuses.

Les jours suivants, les colonies anaérobies se différencient et on en distingue deux sortes :

a) Des colonies de couleur orangé et de volume moyen, qui, vues au microscope, sont lenticulaires, opaques, à bords nets, lisses et réguliers. Elles sont formées de bacilles assez fins, non mobiles, se colorant assez bien par le violet de gentiane et décolorés par la méthode de Gram, qui présentent les caractères du bacillus fragilis de Veillon et Zuber.

b) Des colonies très petites, plus nombreuses que les précédentes, qui, à l'œil nu, apparaissent comme de petits points blancs, et qui, au microscope, forment de petites masses assez irrégulières de forme, opaques et limitées par des bords assez lisses. Elles contiennent des cocci, qui sont groupés tantôt en diplocoques, tantôt en chaînettes courtes de 3-5 éléments. Ces cocci sont de taille variable, tendent parfois à s'allonger sous forme de cocco-bacilles. Les chaînettes sont plutôt des strepto-cocco-bacilles, que des streptocoques. Ce microbe se colore bien par les couleurs d'aniline et reste coloré par la méthode de Gram. Ce micro-organisme doit être identifié au micro-coccus fœtidus de Veillon.

Ces colonies repiquées sur gélose sucrée nous ont fourni d'abondantes cultures pures, que nous avons conservées vivantes par des réensemencements pratiqués tous les 8 ou 10 jours.

En résumé, il n'y avait, dans le pus, que deux espèces strictement anaérobies : le bacillus fragilis et le micrococcus fœtidus.

Observation III

Abcès urineux à microbe strictement anaérobie.

Paul L..., âgé de 46 ans, entre le 15 juillet 1898 dans le service du Pr Guyon, pour un abcès urineux.

Blennorragie à 21 ans. Cette chaude-pisse a duré longtemps et s'est accompagnée d'une orchite droite.

Depuis, cinq poussées de blennorragie aiguës, la dernière il y a 3 ans.

Jamais d'uréthrorragie.

Jamais de symptômes de cystite.

Depuis 5 à 6 ans, difficultés de la miction.

Il y a 18 mois, formation d'un abcès urineux périnéal, qui s'est ouvert spontanément et a laissé à sa suite une fistule, donnant issue à de l'urine.

En février 1898, uréthrotomie interne à Necker avec dilatation jusqu'au n° 55 Béniqué. A ce moment, la fistule urinaire s'est fermée. Depuis le malade néglige de se faire dilater.

Le 6 juillet, ce malade s'aperçoit de la présence d'une grosseur douloureuse située à la place, où était son abcès urineux. Cette tuméfaction augmente, devient plus douloureuse et le malade entre à Necker le 15 juillet.

On constate alors l'existence au niveau du périnée d'une tumeur médiane, grosse comme un œuf. La collection est bien limitée. Les téguments sont à peine enflammés. Il n'y a pas d'ouverture spontanée. L'état général est bon. Pas de fièvre. Le malade pisse spontanément.

L'incision, pratiquée, le 16 juillet, donne issue à un verre à Bordeaux de pus, jaunâtre, bien lié, *d'odeur très fétide*. La coque de la collection est épaisse. Il n'y a pas de décollement. Pas de sphacèle des tissus.

Les suites furent des plus simples : les premiers temps, le pansement est un peu mouillé par l'urine. Mais la plaie se répare vite, l'écoulement d'urine par la plaie cesse.

Le 24 juillet, l'exploration de l'urèthre montre au niveau de la portion périnéale l'existence d'un rétrécissement peu serré, qui laisse passer facilement la boule n° 15.

Le 27 juillet, le malade s'en va. La plaie est presque cicatrisée et pansée à plat.

Examen bactériologique.

Pus mêlé de sang, très fétide.

A. *Examen direct du pus.* — On ne distingue pas nettement de formes microbiennes, mais nous devons dire que la préparation était mauvaise.

B. *Cultures.* — Aérobies : ensemencement abondant et en dilution de 3 tubes de gélose ordinaire inclinée.

Anaérobies : ensemencement abondant et en dilution de 6 tubes de gélose sucrée.

Rien ne pousse sur la surface des tubes de gélose ordinaire, qui sont par la suite restés stériles. Au bout de 48 heures, nombreuses colonies poussées exclusivement dans la profondeur dans les tubes de gélose sucrée. On ne distingue qu'une seule espèce de colonies. Ce sont des colonies très petites, blanchâtres, qui même isolées ne grossissent pas en vieillissant.

Ces colonies sont repiquées et fournissent des cultures d'un microbe, que, par réensemencements fréquents, nous avons gardé vivant.

Ce microbe est un bacille très fin, immobile, ayant parfois l'aspect d'un diplocoque, quand ses extrémités seules sont colorées ; il ne se colore pas par la méthode de Gram. Il meurt au bout de quelques jours. Il pousse à la température ordinaire en gélose sucrée. Ce microbe doit être identifié au *bacillus fragilis* de par ses caractères de culture en gélose sucrée et de par son aspect morphologique.

Donc, il n'y avait dans le pus de cet abcès urineux qu'une seule espèce strictement anaérobie : le *bacillus fragilis*.

Observation IV

Abcès urineux ancien avec fistules multiples. — Infection à microbes strictement anaérobies.

Henri M..., âgé de 42 ans, cocher, entre le 12 avril 1898 dans le service du Pr Guyon pour une suppuration péri-uréthrale.

Il y a 10 ans, blennorragie, qui dure 5 mois et guérit mal.

Il y a un mois, le malade a commencé à souffrir dans le périnée. Une collection purulente s'est formée et s'est ouverte spontanément en plusieurs fois, donnant chaque fois issue à du pus mêlé de sang.

Actuellement, à son entrée à l'hôpital, le périnée est infiltré, les tissus sont indurés et enflammés ; il existe trois orifices de trajets fistuleux par où s'écoule un peu de séro-pus d'odeur fétide. Il est difficile de dire s'il y a communication avec l'urèthre.

Le scrotum est œdématié. Il n'y a que des troubles peu marqués de la miction. L'état général est bon. Cependant, le malade a un peu de fièvre, 38°,5.

On fait une large incision du périnée sur la ligne médiane. On ouvre un foyer d'où s'écoule une petite quantité de pus fétide, dont on recueille deux pipettes stérilisées.

Quelque temps après, l'exploration du canal montre l'existence dans l'urèthre périnéal de rétrécissements durs et étroits.

29 avril, uréthrotomie interne. Ensuite, dilatation progressive de l'urèthre.

Le 7 mai, le malade sort sur sa demande. Le périnée est encore en mauvais état ; les tissus sont indurés ; la plaie se cicatrise mal et laisse couler un mélange d'urine et de pus fétide ; le scrotum présente de l'œdème chronique.

Examen bactériologique.

A. *Examen.* — Par l'examen direct du pus, on voit d'assez nombreux coccis et diplocoques, des bacilles de formes variées, les uns courts et fins, les autres allongés et incurvés.

B. *Cultures.* — Aérobies : nous ensemençons 3 tubes de gélose ordinaire et 3 tubes de gélose-ascite de Wertheim.

Anaérobies : 4 tubes de gélose sucrée en couche profonde.

Les tubes aérés restèrent stériles.

Dans les tubes de gélose sucrée, il ne poussa que des colonies strictement anaérobies. Ces colonies appartiennent à 4 espèces différentes :

a) Bacillus nebulosus, caractérisé par l'aspect typique de ses colonies nuageuses ;

b) Un bacille, qui ne se colore pas par la méthode de Gram, qui présente des formes filamenteuses avec renflements en boudin, avec extrémités en massue, et que nous avons identifié au bacillus funduliformis ;

c) Un strepto-bacille, qui se colore par la méthode de Gram, dont nous avons obtenu une série de cultures pures strictement anaréobies, mais qui est mort avant que nous ayons pu en faire une étude complète ;

d) Un coccus qui forme des amas, qui ne se colore pas par la méthode de Gram, et qui correspond au staphylococcus parvulus.

En résumé, cet abcès urineux fistulisé ne contient que des microbes anaérobies, appartenant à 4 espèces différentes.

Observation V

Abcès périnéal d'origine indéterminée à microbes strictement anaérobies.

A dessein, nous intitulons ce cas abcès périnéal et non abcès urineux, car il s'agissait d'une collection purulente, ayant son siège dans le périnée, mais dont nous ignorons et le point de départ et les connexions exactes avec l'urèthre.

Voici en quelques mots l'histoire du malade :

Rou..., coiffeur, âgé de 30 ans, entre le 12 janvier 1899 dans le service du Pr Guyon, parce qu'il s'est aperçu qu'il avait une grosseur au périnée.

Pas de blennorragie.

Pas de traumatisme périnéal.

Santé toujours excellente : aucun antécédent de scrofule.

Il y a 15 jours que le malade a commencé à éprouver une légère douleur périnéale ; peu après, il a remarqué l'existence d'une grosseur en arrière des bourses. Ces symptômes ont augmenté d'une façon progressive et ont conduit le malade à l'hôpital.

Le malade n'a jamais eu de troubles de la miction.

A l'examen du périnée, on trouve une collection grosse comme une mandarine siégeant un peu à droite de la ligne médiane. Les téguments qui la recouvrent sont rouges et semblent amincis au point le plus saillant de la collection, qui est nettement fluctuante.

L'exploration de l'urèthre ne révèle aucun rétrécissement ; il y a seulement un peu d'induration des parois du canal et de douleur provoquée par le passage de la boule exploratrice dans la région correspondant au siège de l'abcès.

Le toucher rectal révèle quelques inégalités de la prostate et le doigt perçoit les vésicules séminales.

Rien au niveau des épididymes.

En somme, collection périnéale, ayant le siège des abcès urineux, mais dont l'étiologie reste néanmoins douteuse en raison de l'intégrité de l'urèthre.

Le 14 janvier, on pratique une large incision, qui donne issue à un flot de pus, ne présentant pas d'odeur marquée et assez épais. On en prélève deux pipettes stérilisées.

Les suites sont normales et le malade sort le 25 janvier avec sa plaie incomplètement cicatrisée.

Examen bactériologique.

Nous n'avons fait de ce cas qu'une étude bactériologique sommaire, mais qui nous a néanmoins démontré d'une façon certaine qu'il n'y avait dans le pus que des microbes anaérobies, C'est à ce titre que nous le joignons à nos autres cas bien que le diagnostic clinique soit resté incertain.

L'examen de lamelles colorées nous a montré l'existence de bacilles, peu volumineux, se décolorant par la méthode de Gram. Nous pensions qu'il s'agissait du coli-bacille. On voyait en outre quelques cocci, gardant le Gram.

Nous pratiquâmes des ensemencements en milieux aérés et en milieux privés d'air. Les milieux aérés sont restés stériles. Dans les tubes de gélose sucrée, nous avons vu au contraire se développer, exclusivement dans la zone profonde et s'arrêtant nettement aux limites de l'anaérobie, des myriades de colonies absolument tassées les unes contre les autres. Nous n'avions, en raison du peu d'intérêt, que le cas nous semblait présenter *a priori*, semé que deux tubes de dilution. Toute tentative d'isolement était donc impossible. Nous n'avons pu que faire des examens des colonies prises en masse.

Nous avons vu ainsi que ces colonies étaient formées, en majeure partie, de bacilles fins, décolorés par la méthode de Gram et qui étaient sans doute le bacillus fragilis. Il y avait en outre quelques strepto-cocco-bacilles, ressemblant au micro-coccus fœtidus. Cette dernière forme était en minorité.

Observation VI

Abcès urineux. — Pus contenant deux microbes aérobies (coli-bacille, streptocoque) et quatre microbes anaérobies.

For..., âgé de 54 ans, verrier, entre le 29 juillet 1898 dans le service du Pr Guyon pour un abcès urineux.

Ce malade n'a jamais eu de blennorragie. Mais, il y a vingt ans, il a eu l'urèthre pénien sectionné par un morceau de verre, qui a atteint la face inférieure de la verge, immédiatement au-devant du scrotum. Aussitôt, après le traumatisme, l'urine s'écoulait en totalité par la plaie. 3 jours après, le malade est venu à l'hôpital Necker, où on lui a fait une réparation de l'urèthre, avec sonde laissée à demeure pendant 8 jours. A la suite de cette opération, le malade n'a pas conservé de fistule et revient de loin en loin à Necker, la dernière fois, il y a 4 ans, pour se faire dilater l'urèthre.

Depuis 3 mois, le malade éprouve quelques difficultés de la miction et se sonde lui-même. Il a remarqué, il y a 3 semaines, qu'une grosseur se formait sous son urèthre, au niveau de la racine des bourses. Cependant le malade ne s'est jamais fait saigner en se sondant et le cathétérisme ne présentait pas de difficultés.

Le malade entre alors à l'hôpital de la Pitié, où il reste 3 semaines et d'où on l'envoie dans le service du Pr Guyon.

A son entrée, on constate qu'il existe au niveau de l'angle pénio-scrotal un tissu de cicatrice très dur, envoyant des prolongements fibreux vers l'urèthre.

En arrière de cette cicatrice, on trouve, au niveau de la portion scrotale de l'urèthre, une collection, assez bien limitée, se prolongeant du côté du périnée et ayant le volume d'un gros œuf. Les téguments qui la recouvrent sont peu enflammés ; le scrotum n'est pas œdématié. La consistance de cette tuméfaction est dure ; on ne perçoit pas de fluctuation. Le malade urine spontanément, mais avec quelques efforts. Le jet est affaibli. Pas de fièvre.

Le 30 juillet, incision large de la collection, qui donne issue à du pus présentant la *fétidité* habituelle à ces suppurations. Cette poche est limitée par une paroi assez épaisse. Il n'y a pas de sphacèle profond des tissus et on n'aperçoit pas de perforation uréthrale. Tamponnement de la plaie à la gaze stérilisée.

Les suites ont été simples. La plaie s'est réparée rapidement. Les premiers jours, le pansement est mouillé par un léger suintement de pus et d'urine.

Quelques jours après l'incision de l'abcès, on constate, en explorant le canal, l'existence d'un rétrécissement serré et dur, siégeant au niveau de la cicatrice primitive.

On propose l'uréthrotomie interne au malade, qui refuse cette opération et demande à quitter l'hôpital. Il sort avec sa plaie presque entièrement cicatrisée.

Examen bactériologique.

Pus très fétide.

A. *Examen microscopique sur lamelles* :

1° Coloration simple (violet de gentiane).

Leucocytes assez bien conservés.

Très nombreux microbes d'aspects variés :

Diplocoques en grand nombre et quelques chaînettes.

Nombreux diplo-bacilles fins et courts.

Bacilles très fins et mal colorés.

Bacilles ressemblant au coli-bacille, en petite quantité.

Quelques bacilles incurvés.

Quelques bacilles fusiformes.

2° Coloration par la méthode de Gram : Quelques diplocoques et streptocoques restent seuls colorés.

B. *Cultures.* — Aérobies : 3 tubes de gélose ordinaire inclinée.

Anaérobies : 10 tubes de gélose sucrée en couche profonde.

Sur les milieux aérés, il pousse deux sortes de colonies, qui, repiquées, ont pu être isolées. Les unes contiennent un bacille mobile, décoloré par la méthode de Gram, qui présente les caractères du coli-bacille. Les autres colonies sont formées d'un streptocoque, ressemblant au streptocoque pyogène.

Au bout de 48 heures, les tubes de gélose sucrée contiennent de nombreuses colonies. En examinant le tube n° 1 de la dilution, on distingue d'abord de grosses colonies, peu nombreuses, une centaine au plus, développées sur toute la hauteur du milieu, tandis que, dans la profondeur, on voit une quantité innombrable de colonies, tassées les unes contre les autres, cessant nettement à 2 cent. de la surface libre. Le simple examen de ce tube montre donc que dans ce pus les microbes strictement anaérobies sont infiniment plus abondants que les espèces aérobies. Dans les autres tubes, on voit au bout de 48 heures, des colonies qui, à partir du tube n° 2 de la dilution, ont poussé exclusivement en profondeur et ne sont pas encore différenciées.

Par suite d'une absence, ces tubes furent abandonnés pendant un mois à l'étuve à 37°, sans être examinés. Au retour, par conséquent un mois après l'ensemencement, nous avons repris l'étude de ce cas. Les tubes primitifs de la dilution contiennent des colonies isolées, qui, en vieillissant, se sont différenciées de la façon la plus nette.

Dans le tube n° 2, qui ne contient des colonies que dans la profondeur, nous distinguons 4 sortes de colonies :

a) Très grosses colonies, jaunâtres, à bords nets, de formes assez variées, quelques-unes papillonnacées.

b) 3 colonies noirâtres, qui, vues au microscope, ressemblent à une truffe, entourée d'une atmosphère brune.

c) Quelques colonies, punctiformes, blanches, qui, au microscope, apparaissent comme des petites masses arrondies, opaques, à bords bien limités.

d) Quelques colonies d'un aspect frappant ; ce sont de petites masses rondes, absolument comparables à un flocon nuageux, et qui contiennent un bacille droit, fin, décoloré par le Gram (*bacillus nebulosus*).

En dépit de leur grand âge, ces colonies sont repiquées en gélose sucrée en couche profonde. Seuls les tubes ensemencés avec les colonies nébuleuses sont restés stériles, mais l'aspect si typique de ces colonies, joints aux caractères morphologiques et histochimiques du bacille qu'elles contiennent nous permettent d'affirmer qu'il s'agit du *bacillus nebulosus*. Les tubes ensemencés avec les autres colonies ont poussé et nous avons pu obtenir en cultures pures 3 espèces différentes, plus une espèce que nous n'avons pas pu isoler.

Ce sont :

a) Un bâtonnet très polymorphe, se présentant sous la forme de filaments, pourvus de boules, soit à leurs extrémités, soit dans leur continuité, et offrant parfois des figures losangiques. Ce bacille se colore mal par les couleurs d'aniline. Il ne se colore pas du tout par la méthode de Gram. Il est immobile. Il pousse bien en gélose sucrée en couche profonde à 37°. Il ne pousse pas à la température ordinaire et en gélatine. Par ses caractères morphologiques si typiques, par ses réactions histo-chimiques et par sa façon de pousser dans les milieux, ce bacille doit être identifié au bacille funduliforme.

b) Un coccus extrêmement petit, se groupant en amas comme le staphylocoque, colorant bien par les couleurs d'aniline, mais se décolorant par la méthode de Gram. Ce microbe pousse rapidement en gélose sucrée en couche profonde, à 37° ; au bout de 24 heures, ses colonies sont bien développées et ont produit un abondant dégagement de gaz, qui fragmentent la gélose et exhalent une odeur fétide. Ce microbe pousse à la température ordinaire, dans la gélose sucrée en couche profonde et dans la gélatine. Ces différents caractères sont ceux du *staphylococcus parvulus*.

c) Un coccus, qui ne se colore pas par le Gram, mais qui doit être différencié du précédent par sa façon de pousser et par son aspect morphologique. C'est un coccus, ayant le volume et l'aspect du gonocoque : il se présente, en effet, sous la forme d'un diplocoque, en grain de café. Il pousse assez bien en gélose sucrée en couche profonde, mais plus lentement et plus discrètement que le *staphylococcus parvulus*, sans que jamais sa végétation ne produise un dégagement apparent de gaz. Il se conserve très longtemps vivant et nous avons pu le repiquer avec succès dans une culture vieille de 2 mois. Nous ne l'avons pas vu pousser à la température ordinaire et dans la gélatine, mais nous ne pouvons affirmer qu'il soit incapable de pousser dans ces conditions, notre étude de ce microbe étant encore insuffisante.

D'ores et déjà nous pouvons dire que ce microbe doit être différencié du *staphylococcus parvulus*, seul coccus anaérobie que nous connaissions, se décolorant par la méthode de Gram. D'autre part, nous attirons l'attention sur la ressemblance morphologique que ce coccus, strictement anaérobie, offre avec le gonocoque, coccus strictement aérobie, mais difficile à cultiver.

d) Enfin, un bacille droit, régulier, assez long, aux extrémités arrondies, immobile, se colorant mal par les couleurs d'aniline, ne gardant pas le Gram. Nous n'avons pas pu l'isoler dans la culture, où il était associé au *staphylococcus parvulus*, que nous avons pu seul obtenir en culture pure. Il donne des colonies lenticulaires, blanchâtres, à bords nets, assez grandes. Il est doué d'une grande vitalité, puisqu'il a pu être repiqué avec succès au bout de 6 semaines. N'ayant pu obtenir ce microbe en culture pure, nous n'en avons pas fait une étude complète, et d'autre part, il offre des caractères morphologiques et de culture qui ne nous permettent pas de l'identifier à une espèce déjà décrite.

En résumé, le pus de cet abcès urineux contenait 7 espèces microbiennes : 2 espèces aérobies (coli-bacille et streptocoque), 5 espèces anaérobies (*bacillus nebulosus, bacillus funduliformis, staphylococcus parvulus,* coccus indéterminé, bacille indéterminé).

Observation VII

Abcès urineux. — Pus contenant un microbe aérobie et deux microbes anaérobies.

Joseph F..., âgé de 40 ans, cordonnier, entre le 18 novembre 1898, dans le service du Pr Guyon pour un abcès urineux.

En 1877, blennorragie, suivie d'une goutte militaire qui a persisté jusqu'en 1885.

En 1892, chute à califourchon sur un bastingage. Pas d'uréthrorragie, mais formation d'un abcès de la verge, traité par l'incision et la sonde à demeure pendant un mois.

Depuis, difficultés de la miction, pour lesquelles le malade s'est fait pendant quelque temps des cathétérismes de l'urèthre avec une sonde n° 12. Les mictions sont devenues plus fréquentes : 3 fois la nuit, toutes les 2 heures le jour. Le jet est sans force.

Depuis un an, le malade a eu quelques accès de rétention, qui ont cédé spontanément sans cathétérisme.

Depuis 8 jours, les bourses enflent et le malade souffre au niveau du périnée.

A son entrée, on constate l'existence d'un abcès urineux, gros comme une orange, siégant au niveau de la portion scrotale de l'urèthre et développé sur la ligne médiane dans le scrotum. Les bourses sont peu œdématiées, les téguments peu infiltrés, la collection est dure, assez bien limitée. L'état général n'est pas mauvais, le malade n'a pas de fièvre.

L'incision large de l'abcès donne issue à une quantité abondante de sérosité purulente, grisâtre, *très fétide*. Il n'y a pas de décollement. Mais les tissus sont sphacélés et grisâtres.

Suites. La plaie se nettoie rapidement et bourgeonne bien.

Douze jours après l'incision, exploration de l'urèthre : on trouve une série de rétrécissements de l'urèthre pénien, dont un, au niveau de la portion scrotale, n'admet qu'une bougie filiforme. L'urèthre est largement ouvert dans la plaie. On pratique l'uréthrotomie interne et on laisse une sonde à demeure pendant quelques jours.

Ensuite, on fait de la dilatation avec les bougies Béniqué et le malade quitte l'hôpital le 18 décembre, ne conservant plus qu'une petite fistule.

Examen bactériologique.

Pus très fétide, mal lié.

A. *Examen microscopique.* — On voit de nombreuses formes microbiennes ;

Nombreux cocci assez petits.

Nombreux bacilles fins, se groupant en diplo-bacilles et en strepto-bacilles.

Quelques bacilles rectilignes, un peu plus longs, à coloration fragmentaire.

Quelques chaînettes de 6-12 grains assez volumineux.

Sur une préparation traitée par la méthode de Gram, les formes rondes seules restent colorées.

B. *Cultures.*

Aérobies : 4 tubes de gélose inclinée.

Anaérobies : 10 tubes de gélose sucrée.

Sur les tubes aérobies, au bout de 48 heures, on voit paraître quelques très fines colonies, rondes, transparentes, à peine visibles à l'œil nu. Il n'y a qu'une seule espèce de colonies.

Ces colonies contiennent un coccus, assez gros, formant des amas, coloré par la méthode de Gram, poussant mal sur gélose ordinaire, très mal en bouillon, et assez adondamment sur gélose-ascite de Wertheim.

Au bout de 24 heures, on voit des colonies dans les

tubes de gélose sucrée. Le tube n° 1 en contient une quantité énorme poussée exclusivement dans la zone de l'anaérobiose. Le lendemain, on distingue, dans ce tube, de très fines colonies, poussées jusqu'en haut, à peine visibles à l'œil nu et dont la présence fait regarder avec plus de soin les tubes de gélose inclinée, sur lesquels on aperçoit alors les colonies dont nous avons parlé plus haut.

Les autres tubes de dilution ne contiennent que des colonies anaérobies. Nous isolons et obtenons en cultures pures deux espèces : bacillus fragilis et micro-coccus fœtidus.

Observation VIII

Abcès urineux. — Pus contenant deux espèces anaérobies associées au coli-bacille.

(Observation clinique due à l'obligeance de notre collègue et ami Descazals).

Eugène M..., âgé de 43 ans, charpentier, entre le 25 mai 1898 à Necker dans le service du Dr Routier.

Le malade a eu deux blennorragies, l'une à 18 ans, l'autre à 22 ans.

3 ans après sa seconde blennorragie, il commence à uriner difficilement et, sans souffrir, reste parfois une demi-journée sans pouvoir uriner.

Il y a 3 ans, il fait une chute sur l'angle d'un trottoir et le choc porte sur le périnée. A la suite de ce traumatisme, douleurs dans le périnée; puis tuméfaction de la région avec œdème du scrotum et de la verge.

Le malade subit alors une uréthrotomie externe dans le service du Dr Marchand.

Le 20 mai 1898, donc il y a 5 jours, sans cause appréciable, le malade est repris de douleurs dans le périnée, avec tuméfaction à ce niveau.

Néanmoins, le malade continue à travailler. Mais 3 jours après, les bourses enflent et la marche devient impossible à cause de la souffrance.

A son entrée, on trouve, dans la région périnéale, une tumeur, médiane, grosse comme une mandarine.

Il y a de la fluctuation à ce niveau.

La peau est enflammée. Le scrotum est infiltré et très volumineux.

L'œdème s'arrête au niveau du pubis et ne gagne pas de l'abdomen.

On ne sent pas de crépitation gazeuse.

On fait aussitôt une large incision, qui donne issue à un flot de pus, épais, jaunâtre et *très fétide*. La paroi de la poche est anfractueuse, l'urèthre est épaissi, bosselé, mais on ne trouve pas de communication entre ce canal et l'abcès.

L'urèthre est rétréci dans la portion périnéale. Le Dr Routier fait l'uréthrotomie interne aussitôt après l'incision de la poche.

Les suites ont été des plus simples.

La plaie s'est réparée rapidement et le malade a quitté l'hôpital le 11 mai sans fistule.

Examen bactériologique.

A. *Examen du pus sur lamelles.*

Coloration simple (violet de gentiane) :

Nombreux coccus et diplocoques assez fins.

Bacilles et diplo-bacilles de la taille du coli-bacille.

Très fins et très courts diplo-bacilles.

Coloration par la méthode de Gram : les fins diplobacilles restent seuls colorés.

B. *Cultures.* — Ce pus a été semé en milieux aérobies et en milieux anaérobies.

Nous avons isolé et obtenu en cultures pures 3 espèces :

a) Un microbe aérobie, le coli-bacille.

b) Un coccus, strictement anaérobie, poussant rapidement en gélose sucrée, poussant également en gélatine à la température de 22°, se colorant bien par les couleurs d'aniline, ne se colorant pas par la méthode de Gram. Ce microbe, qui se groupe en amas et parfois en diplocoque, est le staphylococcus parvulus.

c) Un strepto-bacille, strictement anaérobie, se colorant bien par les couleurs d'aniline et la méthode de Gram. Ce bacille forme des chaînettes assez longues de dix à quinze éléments. Chaque élément est un bâtonnet rectiligne, de la longueur du bacille de Lœffler, régulier à bouts plutôt carrés. Nous n'avons pu identifier ce bacille à aucune espèce connue, et malheureusement, après avoir donné quelques cultures successives, il est mort avant que nous ayons pu en faire une étude suffisante pour une description complète.

En résumé, le pus de cette infiltration d'urine contenait trois espèces microbiennes : un aérobie, le coli-bacille, et 2 anaérobies : le staphyloccus parvulus, un strepto-bacille non identifié.

Observation IX

Infiltration d'urine. — Pus contenant le coli-bacille en très petite quantité et deux microbes anaérobies.

(Observation clinique due à l'obligeance de notre collègue et ami Descazals).

Armand B..., âgé de 49 ans, tourneur, entre le 1er juillet 1898 à Necker, dans le service du Dr Routier pour une infiltration d'urine.

A 19 ans, blennorragie, qui dure près d'un an.

A 22 ans, nouvelle blennorragie, qui ne disparaît qu'après 3 ans.

Quelques années après, troisième blennorragie qui persiste longtemps.

A la suite de ces chaudepisses, sans avoir jamais eu d'uréthrorragies, le malade commence à pisser difficilement et se sonde lui-même, tout en absorbant des balsamiques.

En 1885, abcès urineux ouvert par le Dr Nicaise, à la suite duquel le malade garde une fistule urinaire.

En 1886, difficulté de la miction croissante : uréthrotomie interne dans le service du Pr Guyon.

En 1887, la fistule périnéale se ferme.

Pendant 9 ans, ce malade se porte bien et se fait dilater l'urèthre de temps en temps.

En avril 1898, les mictions deviennent fréquentes, pénibles et douloureuses ; les urines sont purulentes et hématuriques.

Le malade entre à Necker chez le Dr Routier.

On constate alors l'existence d'un rétrécissement n'admettant que la boule n° 10. Le malade sort pour une affaire urgente le 4 juin.

Le 30 juin, le malade dit avoir fait un effort violent pour uriner et avoir eu aussitôt un accès de fièvre. Deux jours après, la région périnéale s'empâte et devient le siège d'une douleur très vive surtout à la pression.

A son entrée, on voit que le périnée est tuméfié et tendu, les téguments sont enflammés, la peau est rouge. Il n'y a pas d'ouverture spontanée, ni de taches de sphacèle. L'œdème a envahi les bourses et la verge et remonte un peu vers l'abdomen de chaque côté du pubis.

Une incision large de l'anus au scrotum, faite le 3 juillet, donne issue à un flot de pus *très fétide*.

Les suites furent excellentes. Les phénomènes inflammatoires s'amendèrent aussitôt ; l'œdème disparut bientôt et la plaie se répara rapidement.

Le malade quitta l'hôpital avec sa plaie presque complètement cicatrisée.

Examen bactériologique.

A. *Examen.* — A l'examen du pus sur lamelles, on voit une grande quantité de microbes de formes variées : coccus, diplocoques et streptocoques, micrococques très fins, nombreux diplo-bacilles fins, quelques rares bacilles ressemblant au coli-bacille.

Les cocci restent seuls colorés par la méthode de Gram.

B. *Cultures.* — Nous avons semé ce pus sur milieux aérobies et sur milieux anaérobies. Nous avons pu isoler 3 espèces, une aérobie et deux anaérobies. Le microbe aérobie était le coli-bacille : il s'y trouvait d'ailleurs en petite quantité, comme le montrait l'examen du second tube de dilution de gélose sucrée, où il n'y avait qu'une centaine de colonies de coli-bacille pour une myriade de colonies anaérobies.

Les deux microbes strictement anaécobies étaient le bacillus fragilis et le micrococcus fœtidus.

Nous avons inoculé ce microbe à des cobayes sous la la peau du ventre. L'un et l'autre ont provoqué la formation d'un abcès dans le pus duquel nous avons retrouvé le microbe inoculé.

Observation X

Abcès urineux. — Pus contenant une espèce aérobie et deux espèces anaérobies.

L..., âgé de 35 ans, entre le 17 mars 1899, salle Velpeau, dans le service du Pr Guyon, pour un abcès qui s'est formé au périnée.

Ce malade a eu 3 blennorragies : la 1re à l'âge de 18 ans, la 2e à 22 ans, et la dernière il y a 2 ans. Toutes ces chaude-pisses ont guéri rapidement et n'ont pas été suivies d'accidents.

Il y a un mois seulement, le malade a commencé à remarquer des troubles de sa miction : il éprouvait une certaine gêne douloureuse en urinant et le jet a perdu peu à peu de sa force. Puis le malade s'est mis à uriner très fréquemment, toutes les demi-heures environ. Il émettait quelques gouttes d'urine seulement et éprouvait après la miction une sensation de plénitude vésicale.

Il y a 15 jours, cet état de choses s'est compliqué d'une sensation de pesanteur dans la région périnéale, sensation qui devenait une véritable douleur au moment de la miction.

Ces symptômes douloureux s'accusent, la marche devient très pénible, le malade s'aperçoit qu'il se fait une tuméfaction au niveau de son périnée et il entre à l'hôpital Necker le 17 mars.

A son entrée, on constate qu'il est porteur d'un abcès urineux. Au niveau du périnée, existe, en effet une tumeur médiane, rénitente, douloureuse à la pression et bien limitée. Les téguments sont rouges et légèrement œdématiés.

On pratique une incision immédiate, qui donne issue à un flot de pus jaunâtre et *très fétide*. La poche présente l'aspect ordinaire des poches d'abcès urineux : elle est circonscrite par des tissus, plus ou moins sphacélés.

Tamponnement de la poche à la gaze phéniquée et drainage.

La plaie se répare rapidement ; elle est fermée quand le malade quitte le service le 6 avril. Les renseignements sur l'état du canal font défaut, le malade ayant refusé de se laisser explorer.

Examen bactériologique.

Pus jaunâtre, bien lié et horriblement fétide.

A. *Examen.* — L'examen direct du pus sur lamelles colorées montre de nombreux micro-organismes, parmi lesquels les formes rondes l'emportent de beaucoup en nombre. Les cocci se présentent soit isolément, soit en diplocoques, soit formant des chaînettes de 5 à 6 éléments. Ces chaînettes sont de deux sortes : les unes montrent des grains régulièrement arrondis, tandis que, dans les autres, les grains sont polymorphes, tantôt ronds, tantôt un peu allongés. Les formes bacillaires sont des bâtonnets réguliers, de la dimension du bacille diphtéritique, rectilignes et se groupant parfois en diplo-bacilles.

Sur lamelles, colorées par la méthode de Gram, les cocci seuls sont colorés.

B. *Cultures.* — Nous semons le pus sur milieux aérés et sur milieux privés d'air.

Les milieux aérés n'ont donné qu'une seule espèce de colonies. Ces colonies, dont le nombre est loin de correspondre à l'abondance des formes rondes, observées dans le pus, contiennent un streptocoque. Ce streptocoque, inoculé sous la peau de l'oreille d'un lapin, n'a fait qu'un abcès du volume d'une noisette, autour duquel une rougeur peu étendue et très passagère s'était produite.

Dans les tubes de gélose sucrée se sont développées de très nombreuses colonies. L'examen du tube de dilution n° 2 montre une vingtaine de grosses colonies (streptocoque) poussées sur toute la hauteur et une multitude de fines colonies tassées les unes contre les autres, dont la végétation s'arrête exactement à la limite de l'anérobiose.

La simple inspection de ce tube montre combien les aérobies sont en minorité relativement aux anaérobies. Ces colonies poussées en profondeur sont de deux sortes : les unes contiennent le streptocoque anaérobie, décrit par Veillon sous le nom de micro-coccus fœtidus. Les autres, beaucoup moins nombreuses, contiennent un bacille de même forme que celui observé dans le pus. Ce bacille est un bâtonnet rectiligne, très régulier et formant tantôt d'élégantes chaînettes, tantôt des filaments. Nous avons pu obtenir en culture pure ce bacille strictement anaérobie, que nous n'avons pu identifier à aucune espèce connue. Inoculé sous la peau du ventre d'un cobaye, il a provoqué la formation d'un abcès bien circonscrit et contenant un pus grumeleux.

Quant au micro-coccus fœtidus, nous l'avons isolé et obtenu en cultures pures. Inoculé en injection sous-cutanée à un cobaye, il a provoqué la formation d'un abcès du volume d'une grosse noix. En ponctionnant cet abcès 12 jours après inoculation, nous avons retrouvé le microbe initial dans le pus épais et granuleux.

En résumé, dans ce cas, où un simple examen microscopique ne montrait qu'un bacille et un streptocoque, nous avons isolé trois espèces microbiennes : un streptocoque ordinaire, et deux anaérobies : micro-coccus fœtidus et un strepto-bacille indéterminé.

Observation XI

Infiltration d'urine limitée au périnée.

Paul S..., âgé de 41 ans, ébéniste, entre, le 23 mars 1897, à l'hôpital Saint-Antoine, dans le service du Dr Monod, pour une infiltration d'urine.

Blennorragie contractée il y a 6 ans et suivie de goutte militaire persistante.

Depuis 2 ans, mictions fréquentes, difficiles, douloureuses à la fin.

Il y a 8 jours, sans avoir eu de rétention d'urine, le malade a senti une grosseur se former à son périnée.

L'abcès a grossi peu à peu. Les bourses ont enflé. Les mictions sont devenues plus difficiles. Le malade a eu quelques frissons.

A son entrée, on constate, au niveau du périnée, une collection médiane assez bien limitée, grosse comme une orange. Le scrotum est œdématié.

L'œdème ne remonte pas vers l'abdomen.

Une large incision périnéale donne issue à un flot de sérosité purulente *très fétide.*

Les suites sont des plus simples.

L'œdème disparaît. La plaie se répare et bourgeonne. Le malade peut quitter l'hôpital le 31 mars avec une plaie presque fermée. On constate alors que l'urèthre présente dans la portion périnéale des rétrécissements pour lesquels on prescrit des séances de dilatation progressive.

Examen bactériologique.

Nous avons étudié ce cas tout au début de nos recherches sur les microbes anaérobies.

Nous avons simplement constaté qu'il y avait des microbes anaérobies et que ceux-ci l'emportaient de beaucoup en nombre sur les aérobies.

Nous avons pu isoler deux espèces strictement anaérobies : un streptocoque, qui se colorait bien par la méthode de Gram et un cocco-bacille, que la méthode de Gram ne colorait pas.

Observation XII

Infiltration d'urine non fétide et non gangréneuse sans microbes anaérobies.

Ernest C.., âgé de 31 ans, entre le 29 décembre 1898 dans le service du Pr Guyon pour une infiltration d'urine.

Le malade a eu, à l'âge de 18 ans, une blennorragie, à la suite de laquelle il a conservé une goutte militaire, qui n'a jamais cessé.

Depuis 3 ans, les mictions sont devenues pénibles, difficiles et plus fréquentes, aussi bien la nuit que le jour. Cependant il n'y a jamais eu de rétention d'urine complète nécessitant un cathétérisme, et le malade n'a jamais été sondé.

Il y a 10 jours, le malade s'est aperçu qu'il se formait une grosseur au périnée, en arrière des bourses. Il souffrait en même temps dans la région atteinte. Les mictions, tout en augmentant de fréquence et en étant un peu plus douloureuses, sont restées faciles, et, à aucun moment, le malade n'a été dans l'impossibilité d'uriner.

A son entrée à l'hôpital, le malade présente tous les signes ordinaires d'une infiltration d'urine. On est tout d'abord frappé du volume des bourses, rouges et infiltrées. Le périnée est également infiltré, tuméfié et tendu.

L'empâtement remonte vers les régions inguinales, de chaque côté de la racine des bourses. Les téguments sont enflammés, mais il n'y a ni fistule, ni eschare. On ne trouve pas non plus de crépitation gazeuse.

Toute la région envahie est douloureuse au toucher.

L'état général est assez bon.

Le pouls est de 120 pulsations. Il n'y a pas d'élévation de température.

Langue humide, mais saburrale.

Une large incision médiane sur le périnée et le scrotum est immédiatement pratiquée. Cette incision donne issue à une sérosité louche, qui, contrairement à ce qu'on observe d'habitude, est *absolument inodore*. En outre, les tissus infiltrés ne présentent pas trace de sphacèle. Des incisions secondaires et latérales sont pratiquées de chaque côté du scrotum et permettent d'ouvrir des collections, contenant un séro-pus inodore, et là encore les tissus ne sont pas frappés de sphacèle. Ces incisions sont suivies de drainage et un pansement humide est appliqué.

Les suites très simples ont présenté cette particularité que dans la plaie il n'y a pas eu de sphacèle, pas d'élimination de tissus mortifiés, contrairement à ce qui a lieu dans la majorité des cas. En outre, le liquide exsudé, séro-pus probablement mêlé secondairement d'un peu d'urine, n'a jamais eu cette odeur fétide habituelle à ces suppurations.

La réparation et la cicatrisation se sont faites rapidement et sans incident aucun. L'exploration du canal a montré l'existence de rétrécissements peu serrés et l'on a pu commencer la dilatation avec la bougie 18. Il a quitté l'hôpital le 16 janvier 1899.

Examen bactériologique.

L'exsudat de l'infiltration était un pus séreux, qui ne présentait aucune fétidité, comme nous l'avons dit dans l'observation. Ce fait, joint à l'absence de sphacèle des tissus, nous fit penser à priori que, contrairement à ce que nous avions vu dans nos autres cas, nous ne trouverions pas d'espèces anaérobies dans ce cas et l'examen bactériologique a confirmé nos prévisions.

L'examen direct sur lamelles colorées ne nous a montré que des cocci, tantôt isolés, tantôt en diplocoques ou formant des chaînettes de 5 à 6 éléments.

L'ensemencement a été pratiqué sur milieux aérés (gélose ordinaire et gélose-ascite de Wertheim) et sur milieux privés d'air (gélose sucrée).

Les cultures sur ces différents milieux nous montrèrent qu'il n'y avait pas de microbes anaérobies, mais seulement un streptocoque, ressemblant au streptocoque ordinaire, dont nous n'avons pas d'ailleurs poursuivi l'étude.

Observation XIII

Abcès de la prostate d'origine blennorragique. Streptocoque et coli-bacille.

L..., âgé de 19 ans, entre le 19 mai dans le service du Pr Guyon.

Ce malade a eu une première blennorragie il y a 3 ans, qui a été bénigne.

Il a eu une 2e chaude-pisse, qui date de 2 mois et aurait duré une quinzaine de jours.

Depuis quelques jours le malade souffre dans le bas-ventre et a constaté une augmentation de volume de la région hypogastrique.

Mis en observation, il présente une polyurie très marquée, qui diminue au bout de quelques jours à la suite de l'application de la sonde à demeure. Cette polyurie semble devoir être attribuée à une rétention incomplète d'origine prostatique.

En effet, dès son entrée à l'hôpital, on constate que la prostate est grosse, indurée, douloureuse au toucher et que les vésicules sont également augmentées de volume.

Le malade, qui était apyrétique, commence à faire des élévations de température, une quinzaine de jours après son entrée à l'hôpital.

Le 30 mars, on constate nettement l'existence d'un abcès de la prostate, avec fusée purulente dans le périnée.

Le 31 mars, une incision prérectale permet de vider un foyer prostatique suppuré, contenant un pus jaunâtre et inodore. Il n'y a ni décollement, ni sphacèle des tissus.

Les suites ont été bonnes. L'urine s'écoulant par la plaie périnéale, on laisse une sonde à demeure pendant une quinzaine de jours.

Le malade sort le 25 avril. La plaie est presque cicatrisée ; la miction est facile et normale.

Examen bactériologique.

L'examen du pus sur lamelles colorées nous montre de nombreux cocci en chaînettes et quelques bacilles, courts et épais. Ces derniers ne se colorent pas par la méthode de Gram.

Les ensemencements en milieux aérés et privés d'air nous ont montré qu'il y a seulement deux espèces aérobies, le streptocoque et le coli-bacille. Mais, bien que ce dernier se trouvât en infime minorité dans le pus, son développement excessif dans les milieux de culture nous a empêché d'isoler le streptocoque.

Observation XIV

Abcès de la prostate d'origine blennorragique.
Staphylocoque doré.

Jean P..., âgé de 22 ans, entre le 22 juillet 1898, dans le service du Pr Guyon pour un abcès de la prostate.

Deux blennorragies : la première il y a 7 mois, qui aurait

complètement guéri en 15 jours; la deuxième date de 6 semaines.

Il y a quinze jours, au cours de cette seconde chaude-pisse, le malade a éprouvé un malaise général avec fièvre et embarras gastrique. En même temps, il remarqua que l'écoulement uréthral avait cessé et quelques jours après il commençait à souffrir dans le périnée.

Les mictions deviennent douloureuses, et se répètent toutes les heures environ.

Ces symptômes, douleur périnéale et douleur à la miction, augmentent; il s'y joint du ténesme rectal. Les urines restent claires.

Le 22 juillet, à l'entrée du malade, on constate l'existence dans la prostate d'une collection suppurée, qui est ouverte par l'incision de la taille prérectale.

Il s'écoule une cuillerée à potage d'un pus jaunâtre, visqueux et inodore. On bourre la plaie avec de la gaze.

La guérison s'est faite sans incident.

L'examen bactériologique, avec ensemencements pratiqués sur milieux aérés (gélose ordinaire et gélose-ascite) et sur milieux privés d'air, ne nous a révélé qu'un seul microbe, le staphylocoque doré, qui existait dans ce cas à l'état pur.

Observation XV

Prostatite suppurée à gonocoques.

(Communiquée au Congrès d'urologie 1898).

D..., âgé de 35 ans, entré le 10 septembre 1898 dans le service de M. le Pr Guyon.

Ce malade a eu une première et unique blennorragie, il y a 2 mois. L'écoulement fut très abondant pendant 3 semaines ; la miction et l'érection étaient douloureuses.

Le malade tenta, au bout de 3 semaines, de couper son écoulement par des injections de sulfate de zinc, qu'il pratiqua lui-même. Le seul résultat de cette thérapeutique fut une recrudescence de douleurs.

Quelque temps après, l'écoulement diminua spontanément et se réduisit bientôt à une goutte matinale. Le malade entra alors à l'hôpital Saint-Antoine pour y être opéré d'un varicocèle. Là, on apprit que le malade avait des mictions douloureuses et fréquentes avec un peu de ténesme vésical et on l'envoya à Necker.

A son entrée, on constata qu'il n'y avait pas d'écoulement uréthral. L'urèthre était libre, la vessie avait une capacité de 300 grammes, les testicules et épididymes étaient sains. Mais, par le toucher rectal, on reconnut que la prostate était grosse, saillante dans le rectum, indurée, bosselée et douloureuse à la pression. On fit alors, étant donnée l'histoire de la blennorragie récente, le diagnostic de prostatite blennorragique et le malade est mis en observation avec le traitement d'usage.

Le malade était complètement apyrétique et souffrait à peine. Sept jours après son admission dans le service, il fit le soir une légère élévation de température, qui persista le lendemain. Ce mouvement fébrile, qui ne dépassa pas 38°,5, s'accompagna de quelques douleurs dans le périnée. Par le toucher, on constata que la consistance de la prostate est plus molle : il y avait même un point fluctuant.

On pratiqua alors la taille prérectale et on ouvrit une collection prostatique, contenant deux cuillerées à soupe d'un pus bien lié et sans odeur. Ce pus fut recueilli dans des conditions de pureté absolue avec une pipette stérilisée.

Les suites opératoires furent des plus simples et le malade sortait complètement guéri le 10 octobre.

Examen bactériologique du pus.

A. *Examen*. — L'examen d'une préparation de pus sur lamelle, colorée par la solution hydro-alcoolique de violet de gentiane, fit voir quelques diplocoques en grain de café, les uns intra-cellulaires, les autres extra-cellulaires. Ces diplocoques étaient peu nombreux et ne se voyaient pas sur une lamelle, colorée par la méthode de Gram.

B. *Cultures*. — Les ensemencements furent pratiqués sur milieux aérés (gélose ordinaire et gélose-ascite) et sur milieux privés d'air (gélose sucrée en couche profonde). Il poussa sur gélose-ascite des colonies transparentes, humides, ayant l'aspect des colonies de gonocoques. Sur la gélose ordinaire, des colonies analogues se développèrent, mais seulement autour des grumeaux de pus, déposés sur la surface du milieu. On ne distinguait pas d'autre espèce de colonies. Quant aux tubes de gélose sucrée en couche profonde, ils sont restés stériles.

L'examen microscopique de ces colonies montra qu'elles contenaient un coccus, tantôt en diplocoque avec la forme en grain de café, tantôt isolé avec des formes plus ou moins régulières. Ce coccus se colore bien par les couleurs d'aniline, mais se décolore par la méthode de Gram.

Un repiquage de ces colonies fournit sur gélose-ascite des cultures pures et abondantes ayant tous les caractères des cultures de gonocoque.

Ce microbe ne poussa ni sur gélatine, ni sur pomme de terre.

RÉSUMÉ BACTÉ

NOM	DIAGNOSTIC	DÉBUT des ACCIDENTS	CARACTÈRE DU PUS	EXAMEN SUR LAME
Georges J.	Infiltration d'urine.	6 jours.	Pus séreux *très fétide.*	Très nombreux bacilles, lorés par le Gram.
	Abcès sous-cutané métastatique.		Pus de l'abcès métastatique bien lié, non fétide.	Quelques bacilles déc par le Gram.
Rev...	Infiltration d'urine.	3ᵉ poussée, 5 jours.	Pus jaunâtre, assez bien lié, *très fétide.*	Nombreux bacilles déc par le Gram. Strepto gardant le Gram.
Paul L.	Abcès urineux.	2ᵉ poussée, 10 jours.	Pus sanguinolent, bien lié, *fétide.*	Pas de microbes nets.
Henri M.	Abcès urineux fistuleux et réchauffé.	Un mois.	Pus *fétide.*	Nombreux microbes de variées.
Rou.	Abcès périnéal.	15 jours.	Pus jaunâtre assez épais, non fétide.	Nombreux bacilles dé par le Gram, qu cocci colorés par le
Forw.	Abcès urineux.	3 semaines.	Pus jaunâtre *fétide.*	Très nombreux microb et bacilles plus ou longs.
Joseph F.	Abcès urineux.	8 jours.	Sanie purulente, très *fétide.*	Très nombreux microb et bâtonnets.
Eugène M.	Abcès urineux.	5 jours.	Pus jaunâtre, épais et *très fétide.*	Très nombreux microb et bâtonnets.
Armand B.	Infiltration d'urine.	2ᵉ poussée, 10 jours.	Pus *fétide.*	Nombreux microbes : bâtonnets.
Lon.	Abcès urineux.	15 jours.	Pus *très fétide.*	Cocci en chaînettes bacilles.
Paul S.	Infiltration d'urine.	8 jours.	Sérosité purulente, horriblement *fétide.*	Nombreux microbes d variées.
Ernest C.	Infiltration d'urine.	10 jours.	Sérosité purulente inodore.	Assez nombreux coc plocoques.
Lec.	Abcès prost.	15 jours.	Pus bien lié, non fétide.	Bâtonnets et cocci nettes.
Jean P.	Abcès prost.	15 jours.	Pus bien lié, non fétide.	Cocci en amas.
Des.	Abcès prost.	12 jours.	Pus bien lié, non fétide.	Rares diplocoques de café perdant le

UE DES CAS

CULTURES		PROPORTION
ÉROBIES	MICROBES ANAÉROBIES	DES AÉROBIES ET DES ANAÉROBIES
(très antité)	Bacillus funduliformis très abondant.	Aérobies (très peu), anaérobies abondants.
	Bacillus funduliformis.	Anaérobies seuls.
	Micrococcus fœtidus ; bacillus fragilis.	Anaérobies seuls.
	Bacillus fragilis (peu abondant).	Id.
	Staphylococcus parvulus ; bacillus nebulosus ; bacillus funduliformis ; micrococcus fœtidus.	Id.
	Micrococcus fœtidus : bacillus fragilis.	Id.
,strep-	Staphylococcus parvulus ; diplocoque indéterminé ; bac. funduliformis ; bac. nebulosus ; bac. indéterminé.	Aérobies et anaérobies (anaérobies prédominent).
ndéter -	Micrococcus fœtidus ; bacillus fragilis.	Id.
e.	Staphylococcus parvulus ; strepto-bacille indéterminé.	Id.
e (très ndant).	Micrococcus fœtidus ; bacillus fragilis.	Id.
ue.	Micrococcus fœtidus ; bacille indéterminé.	Id.
e.	Nombreux anaérobies.	Id.
ue.	0	Aérobies seuls.
ue, coli-	0	Id.
que.	0	Id.
e.	0	Id.

Semé dans du bouillon, additionné de liquide ascitique, il poussa en formant un voile à la surface du liquide.

Ce microbe doit par ses différents caractères être identifié au gonocoque. Il existait à l'état pur dans le pus de l'abcès prostatique.

DISCUSSION DES RÉSULTATS

De l'ensemble de nos observations se dégage cette notion générale que les microbes anaérobies jouent dans l'infection urinaire un rôle, méconnu jusqu'ici. Ces micro-organismes se trouvent constamment, soit seuls, soit associés à des germes aérobies, dans les suppurations péri-uréthrales, qui présentent ce double caractère de produire du pus fétide et de gangréner les tissus. Cette loi s'étend d'ailleurs aux autres formes de l'infection urinaire et, bien que nous ne rapportions ici que des cas de suppurations péri-uréthrales, nous pouvons ajouter que nous avons isolé des germes strictement anaérobies dans l'urine fétide et dans des pus de pyonéphrose (1).

Si la présence des germes strictement anaérobies doit être soupçonnée dans tous les processus putrides et gangréneux, ces germes semblent au contraire ne pas intervenir dans les suppurations dépourvues de ce double caractère. Les observations que nous rapportons sont évidemment trop peu nombreuses pour étayer une loi générale ; mais elles n'en confirment pas moins, de la façon la plus nette, cette conception.

---

(1) Albarran et Cottet. Note sur le rôle des microbes anaérobies dans l'infection urinaire (congrès d'urologie, 1898).

Dans tous les cas que nous avons étudiés, le pus offrait à l'examen direct un polymicrobisme marqué. Non seulement les micro-organismes s'y trouvaient en très grand nombre, mais encore ceux-ci offraient des formes variées. Ces faits n'avaient d'ailleurs pas échappé aux précédents observateurs ; mais ceux-ci, ne pouvant en raison d'une technique insuffisante isoler que quelques-unes des formes vues au microscope, expliquaient le polymicrobisme du pus par le polymorphisme des germes isolés, et particulièrement du coli-bacille.

Nous pouvons conclure de ce qui précède que, pour connaître la composition microbienne d'un pus ou de tout autre produit pathologique, il est absolument nécessaire, 1° *de faire des examens directs et très soigneux sur lamelles, colorées par les méthodes ordinaires et par la méthode de Gram;* 2° *de pratiquer des ensemencements sur les milieux aérés et sur les milieux privés d'air.* Nous montrerons plus loin, en entrant dans le détail de nos observations, à quelles erreurs d'interprétation on s'expose en ne se soumettant pas à ces principes.

Nous n'avons d'ailleurs pas la prétention d'avoir isolé, par notre technique, toutes les espèces anaérobies d'un cas donné. Il est possible que certaines espèces nous aient échappé, et cela pour plusieurs raisons. On conçoit très bien qu'un microbe, peu abondant dans un pus, ne se trouve que dans les premiers tubes de dilution, où l'espacement des colonies n'est pas suffisant pour qu'on puisse l'isoler. D'autre part, certaines espèces sont si fragiles qu'elles meurent avant que leurs colonies soient assez développées pour qu'on puisse les repiquer.

Les difficultés techniques varient beaucoup d'un cas à l'autre ; la présence du coli-bacille les porte au maximum et rend parfois les recherches impossibles, car non seulement cet anaérobie facultatif se développe très rapidement, mais encore sa végétation exubérante s'accompagne d'une production abondante de gaz, qui fragmente la gélose.

Au début de nos recherches, alors que nous n'étions pas familiarisé avec la technique, nous avons eu des résultats en apparence négatifs, au point de vue de l'anaérobiose. Nous n'avons pas donné les observations de ces cas ; mais il nous semble utile d'en faire mention. Il s'agissait d'infiltrations d'urine à forme gangréneuse. Nous n'avions pas fait de dilutions suffisantes en semant le pus, et nos tubes de gélose sucrée furent envahis et fragmentés par le coli-bacille, qui, à un examen superficiel, semblait exister seul. Mais, à un examen plus attentif, pratiqué à la loupe, il était aisé de voir que des myriades de colonies très fines s'étaient développées exclusivement dans la zone de l'anaérobiose.

Ces faits nous prouvèrent la nécessité d'examens très attentifs des cultures ; ils nous apprirent, en outre, à faire des dilutions suffisantes, et, dans la suite, nos recherches n'ont plus été entravées par de pareils accidents.

Ces réflexions générales étant acquises, nous nous proposons d'entrer dans le détail de nos observations et de montrer quelles conclusions nous pouvons tirer de cet examen.

L'observation I nous semble particulièrement intéressante, tant au point de vue clinique qu'au point de vue pathogénique.

Il s'agit d'une infiltration d'urine typique, avec début d'envahissement de la paroi abdominale et crépitation gazeuse au niveau de la racine des bourses. Or, l'évolution des accidents fut loin d'être conforme à la description classique si souvent rééditée. A aucun moment, le malade n'a eu de rétention d'urine. Bien plus, jamais le malade n'a éprouvé de troubles de la miction. La collection périnéale s'est constituée sans que le malade ait même été gêné pour pisser. Et, de fait, l'exploration de son canal nous a appris qu'il était à peine rétréci, et, sans dilatation préalable, il a été aisé de pratiquer le cathétérisme avec une sonde-béquille n° 18. En se plaçant sur le terrain clinique, l'hypothèse d'une perforation de l'urèthre sous l'influence de la mise en tension de ce canal, est donc ici tout à fait invraisemblable. D'ailleurs, en parcourant nos observations, on verra que cette phase de rétention d'urine, si souvent invoquée, a également manqué dans la plupart des cas.

Mais cette observation a une portée plus grande encore au point de vue pathogénique et bactériologique. Le pus de la collection péri-uréthrale contenait deux microbes : l'un, aérobie, est le coli-bacille, l'autre, strictement anaérobie, est le bacille funduliforme. Remarquons que l'un et l'autre se décolorent par la méthode de Gram et il est bien certain qu'on eût conclu à la seule présence du coli-bacille, si l'on avait négligé de faire un ensemencement en milieux privés d'air.

Les cultures nous ont appris, au contraire, que le coli-bacille était en infime minorité. Ce micro-organisme, inoculé sous la peau d'un cobaye, n'a produit qu'un peu d'induration inflammatoire sans abcès.

Par contre, le bacille anaérobie, le funduliforme, était extrêmement abondant dans le pus et son inoculation nous a prouvé qu'il était nettement pathogène.

Son pouvoir pathogène nous a d'ailleurs été démontré, d'une façon particulièrement intéressante, par le fait suivant. Au cours de la réparation de la plaie périnéale, il se forma, en effet, à distance un abcès métastatique, accompagné d'une poussée de phlébite.

Or, dans le pus de l'abcès métastatique, nous n'avons trouvé qu'une seule espèce microbienne, qui était le bacille anaérobie, déjà isolé dans le foyer périnéal.

Nous avons donc là un fait d'infection sanguine, dont un microbe strictement anaérobie a été l'agent pathogène. Des deux microbes du foyer primitif, coli-bacille et bacille funduliforme, c'est ce dernier, qui, à l'exclusion de l'autre, pénètre dans le torrent circulatoire et détermine à distance un abcès secondaire.

Or, la sélection même, que le processus pathogène a opérée entre les deux microbes, démontre d'une façon en quelque sorte expérimentale, et mieux qu'une série de faits, la place qui revient aux germes strictement anaérobies dans la genèse des infections.

Les cas de ce genre sont rares dans la littérature médicale. Veillon et Zuber ont publié, en mars 1897, à la Société de biologie, l'observation d'un petit garçon, qui fit, à la suite d'une otorrhée chronique, une infection généralisée avec suppurations multiples et particulièrement de la hanche, à laquelle il succomba. Veillon et Zuber ont trouvé à l'état pur, dans le pus de l'arthrite suppurée, un microbe anaérobie, qui nous paraît être également le bacille funduliforme, comme nous le dirons plus loin. Nous savons en outre que Veillon doit prochainement publier un cas analogue. Il s'agit d'un enfant qui, à la suite d'une poussée d'appendicite, fit un abcès à allure froide de la paroi thoracique. Dans le pus de cette collection, Veillon n'a trouvé que des germes strictement anaérobies, et ce sont précisément ceux qui se rencontrent ordinairement dans les appendicites.

Ces faits élargissent singulièrement le domaine des microbes pathogènes. Ils démontrent clairement qu'à côté des micro-organismes, agents ordinaires des infections, qu'on s'est borné à chercher et à cultiver, il existe une autre classe de germes, dont le rôle pathogène est considérable. Leur étude s'impose d'une façon absolue et nécessite l'emploi des méthodes spéciales, appropriées aux fonctions biologiques de ces germes.

N'est-il pas permis de prévoir, à la lueur de ces notions nouvelles, que le nombre des abcès « dits stériles » se réduira, quand on se placera dans des conditions permettant d'en faire une étude complète. Et, en effet, dans le cas de Veillon comme dans le nôtre, on n'eût pas manqué de dire que le pus de l'abcès métastatique était stérile, si l'on se fût contenté de faire des cultures sur les milieux aérés.

Ces considérations n'ont pas seulement une portée théorique, mais elles ont encore des applications cliniques : n'est-ce pas, en effet, une règle de soupçonner la tuberculose, dans les suppurations où l'on ne trouve pas de microbes. On peut donc penser, qu'en faisant une étude bactériologique des suppurations aussi complète que possible, on arrivera souvent à éviter des erreurs d'interprétation, dont les conséquences seraient grandes au point de vue pratique.

Les faits contenus dans nos observations II, III, IV et V confirment encore et de la façon la plus nette les idées que nous venons d'énoncer. Il s'agit, en effet, de quatre cas de suppurations à microbes strictement anaérobies.

Nous allons résumer rapidement les particularités de chacun de ces cas.

L'observation II a trait à un abcès urineux, qui n'offre rien de spécial au point de vue clinique. L'examen direct du pus, très fétide, ne montre pas de microbes ; les cultures sur milieux aérés restent stériles, mais les cultures sur milieux non aérés révèlent l'existence à l'état pur d'un microbe anaérobie, le bacillus fragilis.

Voilà donc un cas, où le simple examen sur lamelles du pus et les cultures sur les milieux ordinaires nous eussent fait penser qu'il s'agissait d'un pus amicrobien. Les cultures à l'abri de l'air, nous apprennent dans quelle grossière erreur nous serions cependant tombé.

Dans le cas de l'observation III, le pus contient deux microbes strictement anaérobies, le micro-coccus fœtidus et le bacillus fragilis. En raison de la ressemblance que ces deux espèces offrent, dans le pus, avec le streptocoque d'une part et le coli-bacille de l'autre, nous pensions après le simple examen du pus sur lamelle que nous avions affaire à ces deux espèces aérobies. Notre étonnement fut grand, quand les cultures nous démontrèrent que notre opinion *a priori* était tout à fait fausse, car les deux formes microbiennes que nous avions vues appartenaient à deux espèces anaérobies, tandis que l'un et l'autre des microbes aérobies, dont nous avions soupçonné la présence, faisaient complètement défaut.

Quelques réflexions s'imposent à propos de l'observation IV. Il s'agissait d'un abcès urineux, datant d'un mois, ouvert spontanément et fistulisé depuis quelque temps déjà. Le foyer central se vidait mal, l'abcès se réchauffa et dut être incisé. Dans le pus qui s'écoula, pus d'ailleurs très fétide, nous n'avons trouvé que des microbes anaérobies, appartenant à quatre formes différentes. Quant aux germes aérobies, ils faisaient défaut. Leur absence constitue ici un fait en quelque sorte paradoxal, étant donnée la fistulisation déjà ancienne de l'abcès et la possibilité d'infections secondaires banales. Ce fait nous apprend que les germes anaérobies peuvent vivre et se multiplier, à la faveur de circonstances encore mal déterminées, même dans des conditions qui semblent *a priori* défavorables à l'anaérobiose. Dans ce cas, en effet, l'on ne peut pas invoquer l'intervention des aérobies, qui, comme on sait, favorisent le développement des anaérobies, en formant autour d'eux une barrière de protection contre l'air.

Nous sommes mal fixé sur la nature clinique du cas de l'observation V. Bien que nous ne puissions affirmer qu'il s'agisse d'un abcès urineux, nous avons tenu à le joindre aux autres cas, parce qu'il fournit un nouvel exemple de suppuration à microbes strictement anaérobies.

Ce cas, mal caractérisé au point de vue clinique, présente cette anomalie que le pus en était peu fétide, contrairement à ce qu'eût fait supposer sa nature microbienne. Disons à ce propos que si putridité et gangrène sont ordinairement fonctions de la vie microbienne sans air, l'observation montre cependant que ce double caractère peut manquer, lorsque les lésions sont encore récentes et que les germes anaérobies n'ont pas encore eu le temps de désorganiser les tissus et de décomposer les substances protéiques des cellules. Il est possible, en outre, que, parmi les espèces anaérobies, certaines ne soient pas douées ou soient douées à un faible degré du pouvoir de produire la gangrène et la fétidité : le bacille tétanique nous fournit un exemple remarquable de microbe strictement anaérobie et pourtant dépourvu de ce double caractère.

En présence des faits que nous venons d'analyser, on ne peut s'empêcher d'être surpris que les germes anaérobies aient passé si longtemps inaperçus. Leur méconnaissance a faussé dans une large mesure l'étude de l'infection urinaire comme celle de l'infection en général. En ne tenant pas compte de micro-organismes dont le rôle apparaît pourtant si considérable, on ne pouvait obtenir que des résultats partiels, dont la généralisation devait fatalement conduire à des conceptions erronées.

Nous voulons encore faire remarquer, avant de quitter cet ordre de faits, quelle confirmation ils apportent à ce que l'expérimentation nous apprend sur l'action pathogène des germes anaérobies. Car il est impossible de ne pas considérer ces microbes comme les agents pathogènes des suppurations où ils se trouvent seuls.

On nous objectera peut-être que les microbes aérobies ont pu exister au début des accidents, puis disparaître et laisser la place aux anaérobies. Sans contester que les aérobies soient les auxiliaires habituels des anaérobies et que cette association soit capable d'exalter la virulence de ces derniers, nous répondrons qu'une pareille hypothèse est inadmissible.

D'abord aucun fait ne démontre que les choses se passent ainsi. Ensuite nous ferons observer que le pus ne contenait que des microbes anaérobies au moment même où l'affection, atteignant son maximum de gravité, commandait une intervention opératoire.

Et ne savons-nous pas, en outre, que les microbes pathogènes ordinaires, tels que le streptocoque, le staphylocoque et le coli-bacille sont facultatifs et vivent au moins aussi bien à l'abri qu'au contact de l'air? On ne s'expliquerait vraiment pas leur disparition au profit des anaérobies, dont la végétation semble en général plus délicate. Si donc, dans un processus infectieux, on ne trouve que des germes anaérobies, on est en droit de conclure que d'emblée ils ont été les agents uniques de ce processus. Nous trouvons dans le fait de l'abcès métastatique, dont nous avons parlé plus haut, une confirmation remarquable de notre manière de voir. Des deux microbes du foyer primitif, coli-bacille et funduliforme, ce dernier seul put être retrouvé dans le pus de l'abcès secondaire. Et pourtant, chacun sait quelle est la vitalité du coli-bacille et avec quelle exubérance de végétation il envahit les cultures. Donc, dans ce cas, le bacille anaérobie a été retrouvé seul dans le pus de l'abcès, parce que seul il a été l'agent pathogène de cette infection sanguine.

Nous arrivons maintenant aux observations de suppurations péri-uréthrales où les anaérobies sont associés aux aérobies. Dans les cas que nous avons étudiés, nous avons toujours constaté que les germes anaérobies l'emportaient de beaucoup en nombre sur les germes aérobies. C'est ce qui explique que, en semant sur milieux aérés, un pus très riche en micro-organismes on n'obtient le plus souvent qu'un nombre restreint de colonies.

L'abondance relative des deux espèces microbiennes est aisément mise en lumière par l'examen des premiers tubes de dilution de gélose sucrée en couche profonde. Nous avons presque constamment noté que le tube n° 1 ou le tube n° 2 contient des myriades de colonies poussées dans la zone de l'anaérobiose, tandis que quelques colonies seulement, très espacées et plus volumineuses, se sont développées sur toute la hauteur du tube. Et souvent, à partir du 3e ou 4e numéro de la série de dilution, les tubes ne contiennent plus que des colonies anaérobies.

C'est à dessein que nous insistons sur ce fait de la prédominance quantitative des germes anaérobies ; car on comprend quelle lacune énorme présentent les recherches, qui ne visent que les germes aérobies. Et cependant c'est ce qui a été pratiqué jusqu'ici, faute d'une technique suffisamment simple pour être employée d'une façon courante.

Dans nos cinq cas mixtes, nous avons trouvé le colibacille trois fois, le streptocoque deux fois. Une fois, nous avons isolé un coccus aérobie, se colorant bien par la méthode de Gram, qui n'était ni le staphylocoque, ni le streptocoque et dont nous n'avons pas fait une étude complète.

Nous n'avons jamais rencontré le gonocoque ; mais qu'on nous permette, à ce propos, quelques réflexions sur un point intéressant de diagnostic bactériologique.

On sait que l'on se contente ordinairement, pour conclure à la présence du gonocoque dans un pus, de constater par l'examen microscopique l'existence d'un diplocoque, ayant la forme bien connue du gonocoque et se décolorant par la méthode de Gram. Cette pratique semble justifiée, en raison de la difficulté de cultiver le microbe de Neisser, par ce fait qu'il n'existe pas d'autre coccus présentant les caractères morphologiques et histochimiques du gonocoque. Or nous savons maintenant qu'il existe un microbe anaérobie, le staphylococcus parvulus, que pour notre compte nous avons rencontré trois fois et qui, quoique plus petit, pourrait par son aspect et ses réactions colorantes simuler le gonocoque. Bien plus, nous avons rencontré un coccus, sur la description duquel nous reviendrons, qui nous semble devoir être séparé du staphylococcus parvulus et qui nous a frappé par *son extrême ressemblance avec le gonocoque*. La présence de ce coccus dans le pus nous avait échappé, soit qu'il y fût peu abondant, soit plutôt qu'il y fût masqué par la présence d'autres nombreux microbes et particulièrement de cocci se colorant par la méthode de Gram. C'est les cultures qui nous avaient révélé ce microbe. Il n'en est pas moins acquis que l'on peut trouver dans le pus un coccus, ressemblant au gonocoque et ne poussant qu'à l'abri de l'air. Le gonocoque étant lui-même difficile à cultiver, il est aisé de comprendre que l'existence de ce coccus dans un pus, puisse être une cause d'erreur, que les cultures permettront seules d'éviter.

Ce n'est pas d'ailleurs le seul microbe anaérobie qui ait son sosie parmi les germes pathogènes ordinaires. Nombreux sont les cas, où, sans cultures, il est impossible de reconnaître si tel bâtonnet, se décolorant par le Gram, est ou n'est pas le coli-bacille. Le micro-coccus fœtidus représente, dans la végétation sans air, le type streptocoque. Dans un de nos cas, où les deux espèces étaient associées, rien ne nous l'avait fait prévoir dans l'examen microscopique du pus. L'un et l'autre de ces microbes font des chaînettes ; peut-être le micro-coccus fœtidus a-t-il une tendance à s'allonger et à former des chaînettes, dont les grains sont polymorphes, mais ce sont des nuances, sur lesquelles on ne pourrait, sans les cultures, baser un diagnostic sérieux.

Nous pourrions multiplier ces exemples, qui montrent bien l'absolue nécessité de la méthode des cultures aérées et privées d'air.

En résumé, nous avons isolé des microbes strictement anaérobies de formes variées, appartenant à différentes espèces. Nous avons trouvé, en les classant par ordre de fréquence :

Le micro-coccus fœtidus. . . .	6 fois
Le bacillus fragilis.	5 —
Le bacillus funduliformis. . .	3 —
Le staphylococcus parvulus. .	3 —
Le bacillus nebulosus.	2 —

Enfin, nous avons trois fois trouvé des microbes strictement anaérobies, ne répondant à aucune espèce décrite. C'étaient une fois un strepto-bacille, se colorant par la méthode de Gram, l'autre fois un élégant bâtonnet, formant des chaînettes et des filaments, et, dans le 3e cas, un coccus, qui ressemble au gonocoque. Nous reviendrons plus loin sur ces trois microbes, dont les deux derniers sont encore à l'étude.

Nos quatres dernières observations se rapportent à des suppurations péri-uréthrales, qui ont évolué au point de vue clinique sans fétidité ni gangrène et qui ne contenaient pas de germes anaérobies.

Malgré que leur nombre soit trop restreint pour nous permettre de généraliser, ces faits n'en fournissent pas moins la contre-épreuve de la loi de Veillon et Zuber sur le rôle des anaérobies dans les infections putrides.

Le contraste était particulièrement frappant dans le cas de l'observation XII. Qu'on nous permette d'entrer dans quelques détails. Il s'agissait d'une infiltration d'urine, qui au point de vue clinique était absolument typique. Collection périnéale, œdème du scrotum, empâtement des régions inguinales, tuméfaction de la verge, tout indiquait une infiltration d'urine en voie d'évolution rapide. L'incision, pratiquée séance tenante, fut pour nous l'occasion d'une surprise. En effet, contrairement à la règle, le liquide séro-purulent, qui s'écoula du périnée et des bourses, était absolument inodore, les tissus n'étaient pas mortifiés, mais seulement infiltrés. Enfin la réparation se fit très rapidement, sans la moindre élimination d'eschare.

La nature de ce processus nous fit penser *a priori* que les germes anaérobies y faisaient défaut. L'événement confirma cette présomption. En effet, les cultures sur milieux aérés et privés d'air ne nous fournirent qu'un streptocoque, d'ailleurs très abondant dans le pus ; mais les anaérobies manquèrent complètement.

Ce cas présente quelque intérêt ; car le caractère très exceptionnel, qu'il offre au point de vue de l'évolution clinique, concorde absolument avec les constatations bactériologiques, et vient confirmer ce que l'expérience nous a déjà appris de la relation qui existe entre la modalité des suppurations et la nature des agents pathogènes.

Les 3 autres cas sont des abcès de la prostate, d'origine blennorragique : simples abcès, dépourvus de fétidité et de tendance à la gangrène, ils ne contenaient que des germes aérobies. Chaque fois nous avons semé le pus en surface, sur gélose ordinaire et sur gélose-ascite, et en profondeur dans la gélose sucrée. Dans un seul cas, le gonocoque se trouvait à l'état de pureté : nous en avons obtenu de belles cultures sur gélose-ascite.

L'intérêt de ce dernier fait réside en sa rareté ; car ordinairement ce sont les agents d'infection secondaire qui déterminent les suppurations de la prostate, même liées à la blennorragie.

Et maintenant résumant en quelques lignes les différentes étapes de l'histoire des suppurations péri-uréthrales, nous nous rendrons compte de quel jour nouveau ces documents éclairent leur pathogénie.

Tous les observateurs avaient été frappés du caractère

putride et gangréneux de ces accidents et de nombreuses théories ont tenté de l'expliquer. L'urine a d'abord été incriminée : on crut que l'urine seule en s'épanchant dans les tissus pouvait en déterminer la nécrose. L'expérimentation ne tarda pas à faire justice de cette façon de voir.

On invoqua alors les modifications pathologiques de l'urine, qui, dans certaines conditions, deviendrait capable de faire du pus et de la gangrène dans les tissus. Mais il fallait encore déterminer quelles étaient ces conditions. Par le progrès des idées microbiennes, on admit que ce n'est pas l'urine qu'il faut incriminer, mais bien les micro-organismes, dont elle est le milieu de culture et le véhicule. Les recherches bactériologiques ne décelèrent dans ces processus que la présence des microbes ordinaires de la suppuration, notamment du coli-bacille. On admit, en conséquence, que ces micro-organismes devenaient aptes à faire de la gangrène par une exaltation particulière de leur virulence.

Et pourtant les esprits n'étaient pas satisfaits et pressentaient un autre facteur qui leur échappait. Forgues, dans son article du Traité de chirurgie, ne se demande-t-il pas si l'infiltration d'urine ne doit pas être rapprochée de la gangrène septique, dont le vibrion de Pasteur est l'agent ordinaire ? Nos maîtres, MM. Guyon et Albarran, n'ont-ils pas pensé que le coli-bacille, isolé par eux dans un cas de gangrène urinaire, pouvait avoir acquis des propriétés pathogènes spéciales au contact d'un microbe, dont ils soupçonnaient la fonction anaérobie ?

C'est qu'en effet les germes anaérobies sont les agents habituels des processus gangréneux et putrides.

Les faits, que nous avons constatés dans les suppurations péri-uréthrales, concordent absolument avec ceux mis en lumière par Veillon et Zuber pour les appendicites, par J. Hallé pour les bartholinites, par Rist pour les infections d'origine otique, par Rendu et Rist pour les pleurésies putrides et par Guillemot, dont les recherches sur la gangrène pulmonaire vont prochainement être publiées.

L'accord de tous ces faits démontre qu'une même loi régit les processus gangréneux et putrides, quel que soit leur siège, quel qu'ait été l'organe qui leur ait donné leur point de départ.

En outre, s'il n'y a pas, comme on a pu le croire autrefois, d'agent spécifique de la gangrène, nous devons admettre l'existence d'une classe de microbes, qui présentent ce caractère commun d'être strictement anaérobies et qui semblent devoir à leurs conditions biologiques spéciales leur action nécrosante sur les tissus vivants.

Nous ne nous dissimulons pas combien nos observations sont encore incomplètes. Mais les faits positifs qu'elles contiennent apportent des documents nouveaux à l'étude de la pathogénie des infiltrations d'urine et des abcès urineux. Ils dégagent à coup sûr une inconnue dans ce problème complexe, dont la solution définitive appelle des recherches plus approfondies, que nous nous proposons de poursuivre.

La portée de ces considérations ne doit pas se limiter à la pathologie de l'urèthre. En étudiant avec notre maître, M. Albarran, d'autres processus infectieux de l'appareil urinaire (pyonéphroses et infection vésicale), nous avons retrouvé des faits du même ordre, dont quelques-uns ont été communiqués au Congrès d'Urologie (1). Nous n'avons pas exposé ici le résultat de ces recherches, mais nous sommes néanmoins forcé d'en tirer cette conclusion générale que l'étude des infections urinaires doit être reprise dans un sens plus compréhensif et plus large, en faisant place aux germes anaérobie à côté des microbes aérobies, qui ont eu le privilège d'être seuls étudiés jusqu'ici.

---

(1) Albarran et Cottet. Note sur le rôle des microbes anaérobies dans l'infection urinaire. (Congrès d'Urologie 1898).

DESCRIPTION DES ESPÈCES ANAÉROBIES

Ce chapitre est réservé à la description des espèces strictement anaérobies, que nous avons isolées.

Nous avons pu identifier la plupart d'entre elles à des espèces déjà décrites. Pour les autres, nous nous bornerons à donner leur signalement encore incomplet, en les désignant par des lettres : espèce A, espèce B..

Micrococcus fœtidus (Veillon).

Cet organisme se présente dans le pus sous forme de cocci isolés, de diplocoques ou de courtes chaînettes de 3 à 5 éléments.

Strictement anaérobie, il pousse bien sur gélose sucrée, où il forme des chaînettes, dont les grains sont assez polymorphes. tantôt arrondis, tantôt allongés en bâtonnets.

Ce microbe ne pousse pas à la température de 22°.

Il se colore bien par les couleurs d'aniline, il reste fortement coloré par la méthode de Gram.

Il est pathogène.

Il a été décrit pour la première fois par Veillon, qui le trouva dans trois cas de suppurations fétides (angine de Ludwig, phlegmon périnéphrétique et bartholinite). J. Hallé l'a trouvé dans le vagin à l'état sain, dans l'exsudat des rétentions placentaires et dans le pus des bartholinites.

Rist l'a rencontré dans les suppurations otiques.

Ce microbe est peut-être le même que le streptocoque anaérobie, isolé par Menge et Krœnig (1) dans le vagin.

Nous l'avons trouvé 6 fois dans les suppurations périuréthrales.

Ce microbe se trouvait également dans une pyonéphrose, à pus fétide et avec gangrène des tissus, dont nous avons publié l'observation avec M. Albarran au dernier Congrès d'urologie.

Bacillus fragilis (Veillon et Zuber).

Ce bacille a été décrit pour la première fois par Veillon et Zuber, qui l'ont rencontré souvent dans le pus des appendicites.

C'est un bâtonnet fin, un peu plus petit que celui de la diphtérie, à extrémités arrondies, régulier. Il a parfois l'aspect d'un diplocoque, parce que les extrémités se colorent mieux que le centre.

Strictement anaérobie, il est immobile, se colore bien par les couleurs d'aniline, reste décoloré par la méthode de Gram.

Ce bacille est difficile à isoler, car il donne des cultures, qui n'apparaissent que le 3e ou 4e jour dans la gélose sucrée à 37° et qui restent petites et discrètes, même quand elles sont très isolées.

(1) MENGE et KRŒNIG, Bactériologie des Genital-Kanales der schwangeren, kressenden und puerperalen Frau, Leipzig, 1897.

Ce microbe meurt rapidement et il faut repiquer les colonies dès qu'elles sont apparentes.

Il pousse à la température ordinaire, en gélose sucrée mais ne pousse pas en gélatine.

Il ne donne pas de spores.

Il est pathogène surtout pour le lapin.

Nous l'avons rencontré 5 fois dans des pus d'accès urineux.

Bacillus funduliformis (J. Hallé).

Ce microbe a été décrit par J. Hallé, qui l'a trouvé dans le vagin à l'état sain, dans l'exsudat des rétentions placentaires et dans le pus des bartholinites.

Ce bacille se présente, dans les produits pathologiques, sous la forme d'un bâtonnet fin et assez régulier.

En gélose sucrée, il pousse bien en donnant des colonies à bords nets, d'aspect lisse, arrondies ou lenticulaires. Il présente des caractères morphologiques remarquables : polymorphe au plus haut degré, il forme tantôt des bâtonnets, tantôt des filaments, sur lesquels on voit des boules le plus souvent terminales. Il affecte souvent l'aspect de spermatozoïdes. Il donne aussi des formes en raquettes, en navets.

Ce microbe se colore mal par les couleurs d'aniline, et ne se colore pas par le méthode de Gram.

Il est strictement anaérobie et immobile.

Ce microbe ne pousse pas à la température de 22°.

Il produit quelquefois, mais rarement, dans les cultures abondantes, des gaz qui répandent une odeur fétide.

Il est pathogène.

Nous l'avons isolé dans trois cas ; dans une infiltration d'urine, il était très abondant dans le foyer périnéal, et associé à une petite quantité de coli-bacilles. Nous l'avons retrouvé seul dans un abcès sous-cutané, qui s'est formé à distance au cours de la réparation de la plaie périnéale.

Ce microbe est sans doute le même que celui que Veillon et Zuber (1) ont trouvé à l'état de pureté dans le pus d'une arthrite coxo-fémorale, survenue au cours d'une infection généralisée à la suite d'otorrhée chronique, et associé à d'autres espèces anaérobies, dans le pus d'un accès cérébral d'origine otique.

La description que ces auteurs donnent de leur microbe reproduit, en effet, les traits si caractéristiques du bacille funduliforme : polymorphyse, forme filamenteuse, avec renflements.

Il est intéressant de remarquer que deux faits d'infection sanguine à microbe strictement anaérobie, celui de Veillon et Zuber et le nôtre, semblent avoir eu le même agent pathogène.

Bacillus nebulosus (J. Hallé).

C'est un bacille fin, rappelant un peu le bacille de la septicémie des souris, se colorant bien par toutes les couleurs d'aniline, se décolorant par la méthode de Gram.

Il est immobile et ne donne pas de spores.

Il est strictement anaérobie.

Il pousse bien en gélose sucrée en couche profonde. Il

---

(1) Veillon et Zuber. (Société de Biologie, mars 1897).

ne produit pas de gaz d'une façon appréciable. Les colonies sont caractéristiques. Ces colonies se développent assez lentement et forment des flocons nuageux, rappelant les fleurs de chardon.

Ce microbe ne pousse pas à la température de 22°.

Il est pathogène.

Ce microbe a été trouvé pour la première fois par J. Hallé dans le canal génital de la femme et dans le pus des bartholinites.

Nous l'avons rencontré deux fois dans le pus des abcès urineux, où il était associé à d'autres micro-organismes.

Staphylococcus Parvulus (Veillon et Zuber).

Dans 3 cas, nous avons trouvé un coccus, qui doit être identifié au staphylococcus parvulus.

C'est un coccus fin, plus petit que le staphylocoque doré, en diplocoque ou en amas, ayant les mêmes caractères dans le pus et dans les cultures.

Les couleurs d'aniline le colorent facilement, mais d'une façon peu intense. Il se décolore complètement par la méthode de Gram.

Il se développe lentement à 22° et pousse très rapidement à 37°.

Il pousse lentement dans l'épaisseur de la gélatine, qu'il ne liquéfie pas. Les colonies en gélatine sont petites, brunâtres, granuleuses, limitées par des bords nets et légèrement onduleux. En vieillissant, la colonie devient de plus en plus foncée et prend un aspect mûriforme.

Il se développe rapidement dans la profondeur de la

gélose sucrée. Sa culture s'accompagne souvent d'un dégagement de gaz, qui fragmentent la gélose et qui sont très fétides. Il reste très longtemps vivant et peut être repiqué avec succès au bout de plus de 6 semaines.

Le bouillon est un bon milieu de culture : il se trouble rapidement, uniformément et laisse déposer un fin précipité.

Il est pathogène pour le cobaye et le lapin, auxquels il donne des abcès sous-cutanés.

Les trois échantillons de cette espèce que nous avons isolés nous paraissent présenter quelques légères différences. Deux de ces échantillons se développent sans donner lieu à un développement apparent de gaz et ils paraissent un peu plus volumineux que le 3e échantillon, qui forme des amas de cocci extrêmement fins et dont la culture est au contraire très gazogène.

Dans le cas, où nous avons trouvé ce 3e échantillon du staphylococcus parvulus, nous avons également isolé un autre coccus, qui se décolore aussi par la méthode de Gram et que cependant nous considérons comme différent du premier. Nous allons donner quelques caractères de ce microbe, ainsi que de deux autres microbes que nous n'avons pu identifier. Nous les désignerons sous les étiquettes d'espèces A, B et C.

Espèce A.

Il s'agit d'un coccus strictement anaérobie, dont nous ne pouvons fournir que quelques caractères, car il est encore à l'étude.

Nous l'avons isolé dans un cas, où il était associé au staphylococcus purvulus (voir obs. VI).

Ce coccus forme des diplocoques avec l'aspect très net en grain de café. Il se colore assez bien par les couleurs d'aniline et se décolore par la méthode de Gram. Donc par son aspect morphologique et par ses réactions colorantes il ressemble beaucoup au gonocoque.

Il se développe lentement et discrètement dans la profondeur de la gélose sucrée. Les colonies restent très fines. Vues au microscope à un faible grossissement, elles se présentent comme de petites masses lenticulaires, transparentes, limitées par des bords nets. Les cultures en gélose sucrée restent très longtemps vivantes ; elles ont pu être repiquées avec succès après plus de 3 mois.

Nous ne pouvons dire exactement comment ce microbe se comporte dans la gélatine à la température de 22°. Les ensemencements que nous en avons faits dans ce milieu sont trop peu nombreux pour que nous puissions rien conclure de leur résultat négatif.

En résumé, nous nous trouvons en présence d'un diplocoque, se décolorant par la méthode de Gram, et qui est différent du staphylococcus parvulus. Sa coexistence avec ce dernier microbe dans un même cas prouve bien qu'il s'agit de deux espèces différentes et non pas de deux variétés d'une même espèce.

Nous nous demandons si les deux cocci, dont nous parlons plus haut et qui diffèrent par quelques détails du staphylococcus parvulus, ne se rapprochent pas davantage de ce diplocoque. C'est une question, encore à l'étude, que nous ne pouvons trancher pour le moment.

En tous cas, comme nous l'avons déjà fait remarquer, ce diplocoque doit un intérêt clinique tout particulier à sa ressemblance avec le gonocoque.

Espèce B.

Il s'agit d'un bacille strictement anaérobie que nous avons trouvé tout récemment, dans un cas où il était associé au streptocoque et au micro-coccus fœtidus.

Son étude n'est pas terminée et nous ne pouvons en donner qu'une description sommaire.

C'est un bacille, rectiligne, légèrement renflé dans son milieu, effilé à ses extrémités. Il forme souvent des chaînettes, strepto-bacilles de 6 à 10 éléments. D'autres fois, mais plus rarement, il se présente sous l'aspect de filaments.

Il nous a toujours paru immobile.

Il se colore facilement par les couleurs d'aniline, mais d'une façon peu intense. La méthode de Gram ne permet pas de le colorer.

Il pousse bien dans la profondeur de la gélose sucrée, à la température de 37°. Au bout de 24 heures, ses colonies sont apparentes. Ce sont de petites masses blanchâtres, lenticulaires, limitées par des bords lisses. En vieillissant, elles grossissent et forment de vraies lentilles bi-convexes, de couleur blanchâtre et à bord tranchant. Ce strepto-bacille reste longtemps vivant : nous l'avons repiqué avec succès au bout de plus de 6 semaines.

Nous ne l'avons pas vu pousser en gélatine à la température ordinaire ; mais nos expériences négatives ne sont pas assez nombreuses pour nous autoriser à conclure qu'il ne pousse pas dans ce milieu. Inoculé sous la peau d'un cobaye, il a provoqué la formation d'un abcès

Espèce C.

Une seule fois, nous avons isolé un strepto-bacille, formant des chaînettes de 10 à 15 éléments. Chaque élément était un bâtonnet, fin, régulier et élégant de forme.

Ce microbe nous a paru immobile.

Il se colorait bien par les couleurs d'aniline et par la méthode de Gram.

Il est mort au bout de quelques repiquages et nous n'avons pu en faire une étude complète.

Espèce D

Enfin, nous terminerons cette revue en signalant un bacille strictement anaérobie, que nous avons trouvé dans un cas où il était associé à plusieurs autres espèces aérobies et anaérobies, mais que nous n'avons pu avoir en culture pure.

Il s'agissait d'un microbe strictement anaérobie, poussant bien et restant très longtemps vivant en gélose sucrée, où il donne des colonies assez volumineuses, de forme aplatie et de coloration blanchâtre.

C'est un bâtonnet de longueur moyenne, assez épais, arrondi à ses extrémités.

Il nous a paru immobile.

Il se colore mal par les couleurs d'aniline, qui imprègne surtout ses extrémités. Il ne se colore pas par la méthode de Gram.

L'impossibilité de l'avoir en culture pure a empêché de l'étudier complètement.

CONCLUSIONS

I. — On a attribué, dans la pathogénie de l'infiltration d'urine et des abcès urineux, une importance exagérée aux phénomènes mécaniques, déterminés par le rétrécissement de l'urèthre. La théorie de l'éclatement de l'urèthre et de la pénétration plus ou moins abondante de l'urine dans le périnée, est passible de plusieurs objections et ne permet pas, à elle seule, d'expliquer l'origine et l'évolution de ces affections.

II. — Dans la genèse de ces accidents, l'infection joue, en effet, un rôle nécessaire, que les auteurs anciens avaient méconnu et que les recherches bactériologiques modernes ont bien mis en lumière.

III. — Mais la seule présence des microbes ordinaires de la suppuration ne rend pas suffisamment compte de certains caractères cliniques et anatomiques de ces affections. En effet, la fétidité du pus, la formation d'eschares et la présence de gaz dans les tissus, les rapprochent des gangrènes septiques.

IV. — D'autre part, quand on examine directement sur lamelles les pus de ces suppurations, on est frappé de leur richesse microbienne et de la variété des formes observées, alors que les cultures en milieux aérés ne permettent de cultiver que quelques-unes de ces formes. — C'est une remarque du même ordre, qui avait conduit Veillon et Zuber à entreprendre leurs recherches si fécondes sur les microbes strictement anaérobies.

V. — Il y avait donc lieu de se demander si les suppurations péri-uréthrales ne relèvent pas de la loi, établie par ces auteurs, à savoir que la genèse des processus putrides et gangréneux doit être attribuée aux microbes strictement anaérobies. En employant la méthode d'isolement préconisée par Veillon et Zuber, nous avons toujours constaté, dans les pus fétides et gangréneux, la présence de germes strictement anaérobies. Dans un certain nombre de cas, ces germes se trouvaient seuls et, dans les cas où ils étaient associés aux germes aérobies, ils l'emportaient de beaucoup en nombre sur ces derniers.

VI. — Le rôle de ces micro-organismes ne se borne pas d'ailleurs à imprimer aux accidents locaux leur caractère putride et gangréneux, mais les faits démontrent en outre que ces germes strictement anaérobies sont capables de faire des infections par voie sanguine et de déterminer des abcès métastatiques, éloignés du foyer primitif.

VII. — En présence de ces faits, tout en faisant la part des lésions uréthrales, nous croyons que ces lésions n'interviennent qu'en rendant possible et en facilitant la pénétration et la diffusion dans les tissus péri-uréthraux des microbes pathogènes, qui sont la véritable cause des suppurations péri-uréthrales. Infiltrations d'urine et abcès urineux doivent être considérés comme des phlegmons péri-uréthraux, dont le caractère putride et gangréneux est déterminé par la présence de micro-organismes spéciaux, strictement anaérobies.

VIII. — La portée de ces conclusions ne doit pas être limitée aux accidents péri-uréthraux ; elle s'étend aux diverses manifestations de l'infection urinaire, dont l'étude bactériologique devra désormais, pour être complète et exacte, se faire plus compréhensive et tenir également compte des microbes aérobies et de ceux strictement anaérobies.

INDEX BIBLIOGRAPHIQUE

ALBARRAN et HALLÉ. — Note sur une bactérie pyogène et son rôle dans l'infection urinaire. *Acad. de méd.*, 1888.

ALBARRAN et BANZET. — Note sur la bactériologie des abcès urineux. *Ann. gén. ur.*, 1896.

ABARRAN et COTTET. — Note sur le rôle des microbes anaérobies dans les infections urinaires. *Congrès d'urologie*, 1898.

BANZET. — Contribution à l'étude des suppurations envisagées au point de vue de leurs formes et de leurs rapports avec la fièvre. *Thèse*, Paris, 1896.

BAZY. — Maladies des voies urinaires, 1897.

BOUJOL. — Perforation gangréneuse de l'urèthre. *Thèse*, Lyon, 1896.

CARLIER et ARNOULD. — Pathogénie et traitement des abcès urineux. *Gaz. des Hôp.*, 1892.

CIVIALE. — Traité des maladies des organes génito-urinaires.

CHOPART. — Des maladies des voies urinaires.

CLADO. — Bactérie septique de la vessie. *Soc. anat.*, 1888.

COTTET. — Prostatite suppurée à gonocoques. *Congrès d'urologie*, 1898.

DAMASCHINO. — Contribution à l'étude des abcès urineux. *Thèse*, Paris, 1896.

DESNOS. — Maladies des voies urinaires.

DESAULT. — Œuvres chirurgicales, t. III. Traité des maladies des voies urinaires.

DUCAMP. — Affections des voies urinaires. Paris, 1825.

EMERY. — Gangrène foudroyante spontanée des organes génitaux externes de l'homme. *Thèse*, Paris, 1896.

ESCAT (J.), de Marseille. — Infiltration d'urine et péri-uréthrite. *Ann. gén. ur.*, 1898.

FORGUES. — Article infiltration d'urine dans Traité de chirurgie Duplay et Reclus.

GUYON. — Leçons cliniques sur les maladies des voies urinaires.

GUYON. — Leçon sur l'infiltration d'urine. *Ann. gén. ur.*, 1884.

GUYON et ALBARRAN. — Gangrènes urinaires d'origine microbienne. *Congrès de chirurgie*, 1891.

HORTELOUP. — Traitement des abcès urineux. *Ann. gén. ur.*, 1891.

HUNTER. — Œuvres complètes, trad. Richelot.

J. HALLÉ. — Recherches bactériologiques sur le canal génital de la femme. *Thèse*, Paris, 1898.

LIPOWSKI (de Berlin). — Pathologie und Therapie der Harnabscesse. *Arch. Langenbeck*, vol. 52-53.

MENZELS. — Ueber die Einwirkung des Urins auf das Zellgewebe. *Wiener med. Wochenschrift*, 1879, n°s 81-85.

PETIT (E.) et WASSERMANN. — Sur les micro-organismes de l'urèthre normal de l'homme. *Ann. gén. ur.*, 1891.

PERRÈVE. — Fistules uréthrales causées par l'inflammation du tissu cellulaire, contigu à l'urètre. Traité des rétrécissements organiques de l'urèthre.

PHILIPPS. — Traité des maladies des voies urinaires.

POUSSON. — Précis des maladies des voies urinaires.

RIST (E.). — Etudes bactériologiques sur les infections d'origine otique. *Thèse*, Paris, 1898.

RENDU et RIST. — Recherches bactériologiques sur les pleurésies putrides. *Soc. méd. des Hôpitaux*, 1898.

SEGOND. — Abcès urineux. *Sem. méd.*, 1885.

SIMON (G.). — Ueber die Einwirkung des Urins und Speichels auf die nacken, d. i. nicht mit Epithel bekleideten Gewebe. *Deutsche Klin.*, 1869, n° 15.

TUFFIER et ALBARRAN. — Note sur les micro-organismes des abcès urineux péri-uréthraux. *Ann. gén. ur.*

Veillon. — Sur un micrococque anaérobie trouvé dans les suppurations fétides. *Soc. de biol.*, 1893.

Veillon et Zuber. — Sur quelques microbes strictement anaérobies et leur rôle dans la pathologie humaine. *Soc. de biol.*, 1897. *Archives de méd. expérim.*, 1898.

Vigneron. — Rétrécissements larges avec infiltration d'urine. *Ann. gén. ur.*, 1891.

Wassermann et Hallé. — Uréthrite chronique et rétrécissements. *Ann. gén. ur.*, 1894.

TABLE DES MATIERES

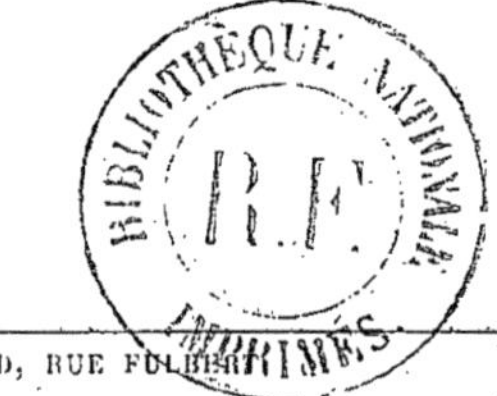

CHARTRES. — IMPRIMERIE DURAND, RUE FULBERT

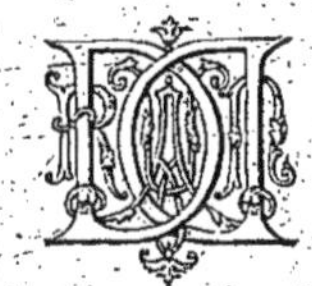

CHARTRES. — IMPRIMERIE DURAND, RUE FULBERT

www.ingramcontent.com/pod-product-compliance
Ingram Content Group UK Ltd.
Pitfield, Milton Keynes, MK11 3LW, UK
UKHW020238220726
13923UKWH00002B/724

9 782019 6702